総合診療科の僕が

患者さんから教わった70歳からの老いない生き方

医師（総合診療科）
舛森 悠
（Dr.マンデリン）

KADOKAWA

はじめに
患者さんたちのおかげで、この本を書けました

この本を手にとってくださり、ありがとうございます。
僕、舛森《ますもり》 悠《ゆう》は北海道のとある漁師町で
「総合診療科」の医師をしています。
（総合診療科については、このあと6ページで詳しくご紹介します）

僕が診察する8割以上は70歳を過ぎた患者さんです。
皆さん、何かしらの症状があるので正確には病人ですが、
皆さんのパワーに圧倒されることはしょっちゅうです。
また、診察室で患者さんとお話ししていると、
「へぇ！」「なるほど！」と思わされたり、

「僕もそんなふうに年齢を重ねていきたい」と憧れたり、
そんな瞬間がたくさんあります。

本書では、患者さんたちとの日々の触れ合いで
僕が教わってきたたくさんのことの中から、

「年齢を重ねても、
健康に幸せによりよく生きるために役立つこと」

を厳選してご紹介します。

厳選して……といってもけっこうなボリュームなので、
どうかこの本に書いてあることを
全部実践しようとは思わないでください。
すべて完璧に実践している患者さんなど、もちろんいません。

「やってみたいな」「自分に必要な気がする」
など、ピンときたことを
まずはひとつはじめてみてください。
ひとつ試すだけでもきっと
あなたの将来にいい影響があります。

ただし当たり前のことですが、
どの内容も、効果には個人差があります。
この本に書いていることを
取り入れていいかどうか迷ったとき、
取り入れたけれども
「自分には合わないかも?」と感じたときは、
必ず身近な信頼できる医療従事者に相談してみてください。

なお本書のタイトルには「70歳からの」とありますが、
70歳未満の方にも、70歳を大幅に超えている方にも、
お役立ていただける内容です。

僕が今までに出会ってきた患者さんが、
本書にはたくさん登場します。
患者さんたちのおかげで、この本を書くことができました。
皆さんには感謝の気持ちでいっぱいです。

いっそう皆さんに信頼され、お役に立てるよう、
引き続き、日々の診療に真摯に取り組みたく思います。

医師（総合診療科）舛森 悠

【総合診療科とは】

「総合診療科」という言葉を聞いたことはありますか？　内科、小児科、耳鼻科、眼科……のような医療における診療科のひとつで、特定の疾患・臓器・年代に限定せずあらゆる患者さんに対して診療を行う科です。総合診療科では、医学的な問題に限らず、家族関係、仕事、食生活などについても総合的に患者さんを診ます。医師らは予防医療や心理・社会的な問題、介護、福祉の分野にも精通しています。

科ができてからまだ歴史が浅いので、「はじめて聞いた」という方も少なくないかもしれません。

僕が総合診療科の医師になったのは、祖父が転倒して脚を骨折したのがきっかけでした。祖父は脚が不自由になったことで、体が弱り、性格も怒りっぽくなって、そんな祖父の変化に家族はみんな困り果てていました。そこで力になってくださったのが、総合診療医のＫ先生でした。

Ｋ先生はもともと僕のかかりつけ医でした。ある日、体調を崩して受診したとき、僕は「迷惑だったらどうしよう」と思いつつも、K先生に家のことを話してみました。するとK先生は「相談してくれてありがとう」と親身になってくださり、K先生の素早い対応のおかげで、祖父はデイサービス（通所介護）と訪問診療を利用できることに。K先生は、祖父の訪問診療の主治医も担当してくれました。

K先生は、祖父が以前から通院していた消化器内科、整形外科、皮膚科にかかわるケアをすべて行い（K先生はそれぞれの病院の医師たちと巧みに連携し、おかげで祖父は、3つの病院にバラバラに通う必要がなくなりました）、さらに祖父の心理面や家族の状況まで、まさに「まるごと」診てくださいました。その結果、祖父はまた以前のように優しくなり、家族も落ち着きを取り戻したのでした。

日本ではこれからますます、患者さんの高齢化も、医療の細分化も進むでしょう。そんな中、患者さんが必要な医療に容易にアクセスできる状況を守るため、また患者さんの日々の生活全体をよりよくするため、総合診療医の必要性は今後ますます大きくなると、僕は考えています。

1章 今日からできる健康習慣の基本の「キ」

2章

老いない食材と食べ方、僕はコレを勧めます

3章 何より老いを遠ざけるのは社会とのつながりです

4章

医師・病院・薬とのいい距離感を提案します

※本文中の「＊数字」については、220〜223ページに参考文献を明記しています

ブックデザイン——————bookwall
DTP・図版——————PETRICO
校正——————東京出版サービスセンター
編集協力——————長井朝美
編集——————伊藤頌子（KADOKAWA）

1章

今日からできる健康習慣の基本の「キ」

第1章 01

情報を鵜呑みにするだけでは逆に体に悪いこともあります

Mさんは80代前半の女性で、僕の患者さんです。最近勉強したという健康知識をいつも教えてくれます。情報源は、図書館で借りる本。Mさんはいつも、いろんな本を熱心に読まれています。

ときに、**その健康情報が本当に正しいのか、医師である僕に宿題を出してくださることもあります。**僕は内容を吟味して、Mさんに合った健康法かどうかを次の外来でお伝えします。

Mさんは70歳のときに腎臓がんという大病を患って、なんとか手術を乗り越えました。それ以降、「健康は当たり前ではない」と考えるようになり、自らの体を労わるために、健康について勉強するようになったのです。

僕がここでMさんを紹介する理由は、Mさんがいわゆる〝健康オタク〟だからではありません。Mさんはしっかり医療情報を理解し、「なぜ健康によいのか？」まで考えているところがすごいのです。

ある日、Mさんが「先生、私は便秘を解消したいと思っているんです。便秘解消のために重要な生活習慣を調べてきました」と、いつものように本を見せてくれました。

「どうして便秘が気になったんですか？」と伺うと、「だって、便秘で大腸がんのリスクが上がるっていうじゃない。私は１回がんをやっているから、もう二度とあんな経験したくないのよ」という答えが返ってきました。

実は、大腸がんと便秘の関係性については、その可能性を指摘する論文もありますが、最終的な結論は出ていないのが現状です。[*1] ただし、便通の改善が期待される食物繊維は、大腸がんを予防する可能性が示唆されています。[*2]

Mさんはこれまでに得た知識を総合し、大腸がんを予防するために便通を改善したいと考えました。これはあながち間違いではありません。僕はMさんへ、食物繊維を多くとっている人は、少ない人に比べて大腸がんのリスクが低いという研究報告を紹介しました。[*2]

僕の話に耳を傾けながら、Mさんは何度も頷いていましたが、内容に納得したのでしょう。すぐに日々の食生活に食物繊維を多くとり入れるようになり、便通もスッキリと改善しました。

また別の日には、「このフルーツジュースは健康にいいってテレビで紹介していたけれど、砂糖や保存料がかなり添加されているから注意したほうがいいかしら？」と、これまた鋭い質問をしてきました。まさにそのとおりで、フルーツそのものには胃がんの発生率を下げる作用のあることが指摘されていますし、体に必要なビタミンが豊富に含まれており健康にいい影響を及ぼすことが多いのですが、市販のフルーツジュースは別物です。

フルーツジュースとして売られているものの中には、製造過程でビタミンなどの栄養素が削がれていたり、甘く感じるように砂糖が添加されていたりすることもあるので注意が必要なのです。

アメリカの食生活ガイドラインでは、**市販のフルーツジュースは心臓病・糖尿病・高血圧・メタボリックシンドロームのリスクになりうる**と指摘されています。[*3]

Ｍさんはフルーツが健康によい理由を知っていたため、フルーツジュースにも着目していました。その一方で、砂糖や保存料が多く添加されているものは注意しなければいけないということも知っていたので、フルーツジュースにすぐに飛びつくことをせず、僕に相談してくれたのです。

健康情報を読んだり聞いたりしたとき、「なぜ健康によいのか？」と考え、その理由まで知ることはとても大事です。

現代はテレビやインターネットの普及で情報があふれています。自分に合った情報を見つけられれば便利ですが、誰でも情報発信ができるため、誤った情報も散見されます。

そんな時代に「なぜ？」と疑問を持つことが大切であることを理解していれば、誤った情報を掴んで後悔することを防げます。

Mさんのように、フルーツジュースの健康効果を謳っている広告に対して疑問を抱くというのは、じゅうぶんに勉強をしている人であれば普通のことかもしれません。

しかしそうかといって、みんながみんな医療のプロではありませんから、すべての健康情報に対して「なぜ？」とやっていると疲れてしまいますよね。

そこでお勧めしたいのが、**迷ったときに相談する相手を決めておくことです。かかりつけの病院の医師でもいい**ですし、ネット上で信頼性の高い情報を発信している医療従事者でもいいです。

そうした人たちに質問したり、その人が発信している情報を調べたりといった行動をとれば、いいかげんな情報に惑わされるのを防ぐことができるでしょう。

Mさんのやっている健康情報術

- ▼本やテレビで健康情報に触れる
- ▼情報を鵜呑みにせず「なぜ健康にいいのか」を考える
- ▼考えてもわからないことはかかりつけ医や信頼できる医療従事者に相談してみる

僕は仕事の合間に、「明日から使える健康知識」をわかりやすく伝える「YouTube 医療大学」を配信しています。

いつも見てくださっている方、ありがとうございます。まだの方も、よろしければご覧くださいね。

第1章
02

加齢とともに睡眠時間が短くなるのは普通です

僕たちの人生のおよそ3分の1はベッドの上といわれます。人生を90年とすると、およそ30年は寝ていることになります。人間にとって睡眠はそれほど重要なものなのです。

しかし、「毎晩熟睡できて、たっぷり寝ている」という人はそう多くはありません。むしろ「よく眠れない」「じゅうぶん寝た気がしない」という人のほうが多いでしょう。

睡眠中には成長ホルモンが多く分泌されて、体の疲労が回復しますし、脳の中での記憶の整理も寝ている間に行われます。ですから睡眠習慣を改善すれば、体も頭もスッキリして、人生はより豊かなものになると言っても過言ではないのです。

僕の外来の患者さんたちの中でも、睡眠のトラブルを抱えていない人は比較的元気な印象です。逆に、睡眠が不足すると、日中の集中力が落ちたり、疲れやすくなります。「眠れなくてつらい」と言って外来を訪れる人もいます。

Tさんも「眠れない」と外来を訪れた1人です。70代後半の女性で、姿勢がよく、年齢よりも10歳ぐらい若く見えます。

Tさんの場合、寝入りはいいのですが、夜中に目覚めてしまうことがあり、その後になかなか寝つけないとのことでした。そのため寝た気がせず、朝方に眠くなってしまうので、床から出るのは午前10時頃になっていました。

僕の外来にいらっしゃる前から他の病院で睡眠薬を処方されており、長期間服用していました。僕は、「薬に頼らなくても眠れるようにしていきましょう」と以下の3点を提案しました。

Tさんに効いた睡眠改善3カ条

▼寝る時間よりも起きる時間を固定する
▼自宅での運動は寝る3時間前までにすませる
▼途中で目覚めたら、眠くなるまで読書などをして過ごす

これらは僕も実際に心がけていることです。Tさんは忠実にこれらのルールを守ってくださいました。

まず「起きる時間を固定する」ですが、どんなに眠りが足りなくても決まった時間に起きれば、そのときは若干疲れた感じがしても、その次の夜にはぐっすり眠れるものです。

そもそも睡眠には、とても大事な大前提があります。それは、眠れないせいで、日中に何か困っていることがあるかどうかです。眠れないと、たしかにつらいかもしれません。その気持ちはじゅうぶ

んに理解できます。

しかし、眠れなくて焦ってしまうと、余計に眠れなくなるという悪循環に陥ることも多いのです。

一度、あなたの不眠が日中に何か影響を及ぼしているかを考えてみてください。特に問題が発生していなければ、それほど心配することはないかもしれません。

Tさんも朝起きる時間を固定してみましたが、眠れていないからといって、何か困ることはなかったようです。むしろ、朝決まった時間に起きるので、夜になると自然と眠くなってきて、そのまま眠りにつくようになっていきました。

またTさんは、どちらかというと夜行性で、夕食後に台所で壁に向かって腕立て伏せをしていました。

睡眠のためには副交感神経が優位になっていなければならないのに、睡眠の前に運動をしてしまうと交感神経が高ぶってしまい、体内で睡眠のスイッチがうまく入らなくなってしまいます。ですから、寝る前に行う運動は、なるべく睡眠の3時間前に終わらせることが大切です。

そして睡眠改善法の中でも極めつきなのが中途覚醒時の対処法です。夜中に目が覚めて眠れないときには、思い切ってベッドから出てしまいましょう。

Tさんは、眠れないときには、いつもベッドの上でテレビを見ていました。ついついテレビを見すぎてしまって、再び眠りにつくのは朝方——なんてことを繰り返していたのです。

この習慣で問題なのはテレビを見ることもそうですが、僕がもっと問題視しているのはベッドの上でテレビを見ることです。人によっては、もしかすると普通のことと思われるかもしれませんが、実はベッドの上で〝眠る〟以外の行動をとっていると、脳が「ここは眠る場所じゃなくて、テレビを見たりする場所」と勘違いしてしまう可能性があるのです。

ですから、**眠れないときには眠くなるまで寝床に入らず、脳に「ベッドは眠る場所」というメッセージを与えてください。**こうすることによって睡眠リズムが格段に改善することが期待できます。

先述の睡眠改善３カ条を実施するようになってから、Tさんは睡眠の悩みから解放されました。「睡眠は自分でコントロールできる」という自信にもつながったようです。

また自分なりに工夫もしていて、熟睡感を得るために、睡眠前にラベンダーのお香を焚いたり、筋トレではなく簡単なストレッチをしてから眠るようにしていると話していました。

今では睡眠薬からも卒業できたそうで、毎晩、安眠ライフを堪能しているようです。

そしてもうひとつ。睡眠改善３カ条とともに覚えておいていただきたいのが、人間の平均の睡眠時間は齢を重ねるとともに短くなっていくということです。[*1]
アメリカのある研究によると、**高齢者世代では5時間ほどの短めの睡眠時間でも問題ない**との報告もあります。[*2]

「昔は8時間眠っていたから、8時間寝ないと気がすまない」と言う人もいます。

でも、それより少なくても日中に困らなければ、あなたの睡眠時間はそれでじゅうぶんなのかもしれません。

眠れないことによって、日中に困ることがあるのか？　という視点で自分の睡眠を見直してみれば、眠れないからといって焦る必要はなくなるかもしれません。

年齢とともに眠りにくくなっても問題ありません

■ 年齢ごとの平均睡眠時間 *3

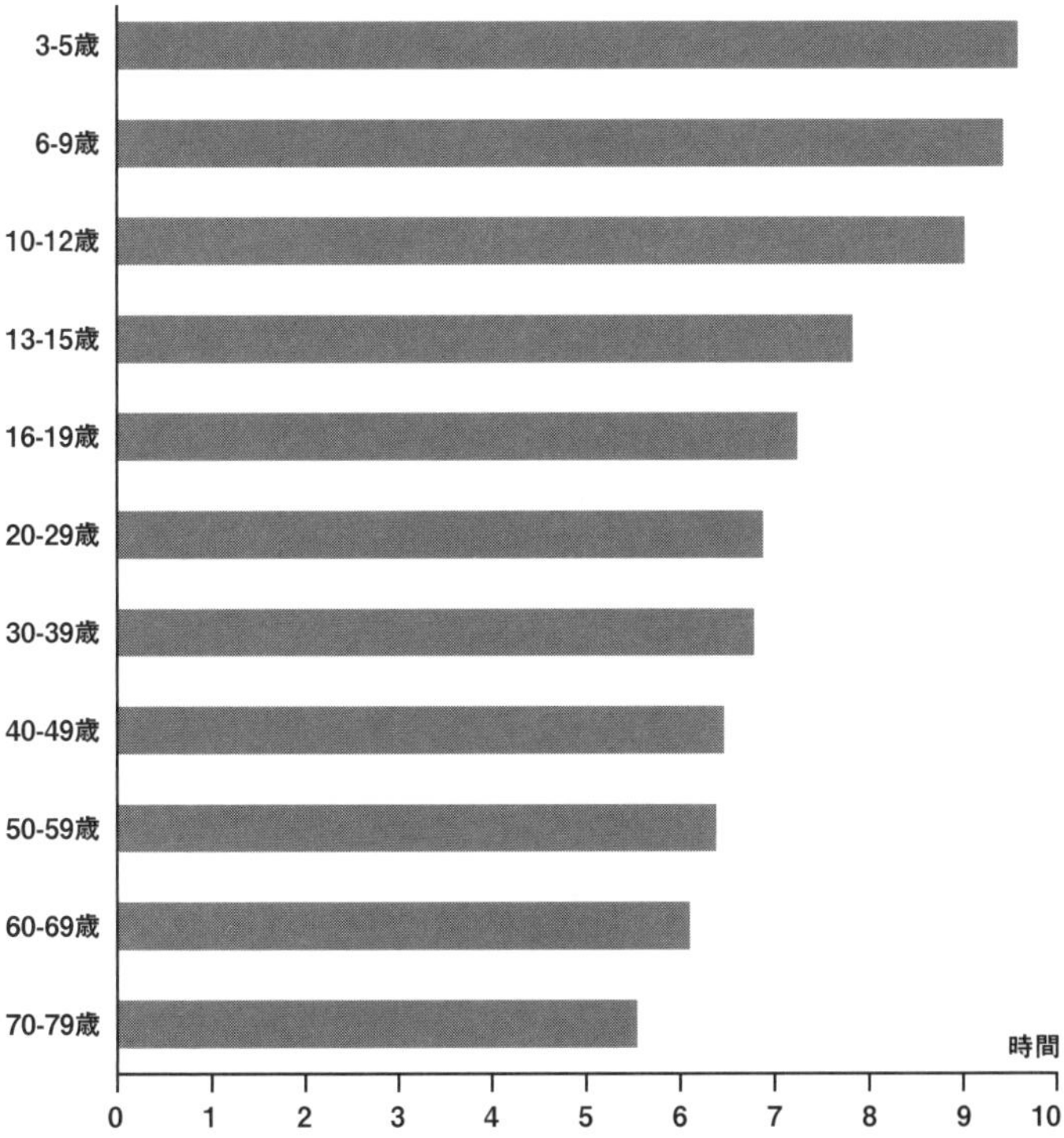

年齢を重ねるごとに実際に眠れる時間が短くなるのはしかたないこと。眠くないのに無理にふとんに入ると、かえって寝つきが悪くなったり、中途覚醒が増えたりする可能性も。

第1章
03

1万歩は不要。「たくさん＝よい」は誤りです

「運動は健康にいい」というのは、もちろんそのとおりです。しかし、運動をはじめたものの、続かなかったという人が多いのではないでしょうか。

週3回、1回につき30〜60分の運動を続けるといいそうですが、それができれば苦労しませんよね。

恥ずかしい話ですが、実は僕も続かない1人です。最低でも週2回はジムで汗を流すことを目標としていますが、実際には週1回がやっとです。運動の医学的な重要性をわかっていてもこの有様なのです。

そんな僕から、運動が続かない皆さんに提案です。**運動は、少しやるだけでも効果があると思ってみてください。1週間に1回、10分だけでもいいと思います。**

というのは、運動は多くの人にとって、理想を高くするとどうしても続かないものだからです。

例えば、「健康診断で脂肪肝（あるいは脂質異常症、糖尿病予備軍など）と言われて運動指導をされてしまったから、これからは休日に30分ウォーキングをがんばろう！」という流れで運動をはじめる人は、よくいらっしゃいます。

このような真面目な人、理想を高く掲げる人のほとんどは、残念ながらウォーキングを続けられません。「今週は仕事が立て込んでいるから」「ちょっと風が強いから」などと何かしら理由をつけて、休みたくなってしまいます。そして一度休んでしまうと、だんだんやる気がなくなって、気がついたら運動しようと思ったことそのものを忘れてしまうのです……。

僕の外来に通院しているIさんは70代の女性ですが、旦那さんと週3回もパークゴルフを楽しんでいます。

「運動は好きじゃないけど、パークゴルフは楽しいから続けられるんです」と嬉しそうに話すIさん。

たしかにパークゴルフは競技そのものが楽しく、コースを歩きながらおしゃべりもするので、コミュニケーションも発生します。3章でもお話ししますが、〝年をとってもご機嫌に生きる〟ためには、運動と同じくらい人とのつながりが大事です。

アスリートならともかく、一般の人が健康のために運動をするなら、「がんばる」よりも「楽しんでいたらいつの間にか運動していた」というほうが続くものです。もしくは友人や家族と「夕飯を食べたら一緒にウォーキングしよう」というように、約束をしておくと強制力が働いて継続しやすいでしょう。

運動というのは不思議なもので、直前までは面倒くさいのに、いざやってみると爽快感があって楽しいですよね。

「パークゴルフは楽しいからたくさん歩かさるんです」（「歩かさる」とは「ついつい勝手に歩いてしまう」という北海道の方言です）とのIさんの言葉を聞いて、楽しさこそが運動を続ける秘訣なのだと教えられました。

Iさんがやっている運動習慣を続けるコツ

▼「がんばる」でなく「楽しむ」姿勢で！

また、**運動はたくさんすればするほど体にいいわけではない**ということも、世界各国の研究で明らかになってきました。

ポーランドとアメリカの共同研究では、世界各地の22万6000人分のデータを分析した結果、心臓と血管によい影響を与えるには、わずか1日2300歩強でじゅうぶんでした。*i

人によって差はありますが、だいたい10分で1000歩歩けます。

ということは1日20分歩くだけでも、心臓の病気のリスクを下げられることになります。

高齢者においては、無理をして運動すると体の負担になりかねません。そこで参考にしたいのが、日本の65歳以上の高齢者4165人を対象に行われた研究です。

それによると、1日の歩数が5000歩未満の高齢者は、歩数を1000歩増やすことで死亡リスクが約23%低下するものの、すでに5000歩以上を歩いている高齢者が歩数を増やしても、有益な効果はなかったとされています。[*2] つまり**高齢者の場合は、歩くとしても1日5000歩くらいが適当なのです。**

歩きすぎに注意という研究もあります。ハーバード大学の研究では、週に3500キロカロリーを消費するほどの運動をしていると、死亡リスクが上昇するという結果が出ています。[*3]

かなり大雑把ですが、毎日1万6000歩歩くと、1週間で

3500キロカロリーが消費されます（体重などの諸用件にもよりますが、厚生労働省は1分の歩行で3キロカロリー消費できるとしており、100歩3キロカロリーで計算しています）。単純に消費カロリーと死亡リスクの関係を示した研究なので、必ずしも1日1万6000歩が危険だとは断定できません。しかし、運動のしすぎがよくない可能性があるというのも事実です。体力や普段の運動量を考慮して、自分にあった運動プランを考えていくことが重要でしょう。

こうしたことも踏まえて、患者さんに運動を勧めるなら、やはり「楽しんでいたらいつの間にか運動していた」という状態になれるようなものがいいと思いますし、実際にそういった患者さんが運動を継続できている印象です。

運動量は少なくてもいいので、楽しい運動を習慣に。心躍る運動を生活に取り入れてみてくださいね。

第1章

04

自然環境の中でのんびりするだけで心も体も若返ります

僕の住む北海道は、大自然があふれる地域です。僕が育ったのは北海道の中では自然の少ない札幌ですが、それでも少し郊外へ出ただけで大自然が広がっています。

北海道のいろいろな医療施設で外来をしていると、自然が多い地域に住み、自然を楽しむのが得意な人ほど、80代になっても50〜60代に引けを取らないほど若々しい人が多いのがわかります。

僕の外来に通院しているDさんは、高血圧と脂質異常症がある70代後半の女性ですが、年齢を聞かなければ50代にしか見えません。いつもスポーツウェアを着てこんがりと日焼けした肌は、健康そのものです。

ある日、Dさんから「さっきまで函館山《はこだてやま》に登っていたの」と聞いたとき、僕は耳を疑いました。よく聞くと、今も定期的に登山を楽しんでいるというのです。

函館山は僕も登ったことがあります。登山道は整備され、一般的な運動シューズで登ることができますが、とはいえ登って下れば1時間半~2時間はかかります。Dさんはそれから病院へ来たのです。僕はそのタフさに驚きました。

Dさんには血圧の薬だけを処方していましたが、現在は薬なしでも血圧は適切な範囲でとどまっています。それも森林を歩いている影響かもしれません。

ある研究によれば、**若年・中年・高齢者のどの年代でも、森林の中を歩けば血圧が低下する**そうです。[*1] 高血圧は、心筋梗塞や脳梗塞など命にかかわる疾患の引き金にもなりますが、森林を歩くだけでこうしたリスクを下げられるかもしれないのです。
また、モノテルペンという樹木の香り成分は、呼吸で体内に吸収され、脳内に直接リラックス作用をもたらします。[*2] さらに、**森林環境が抑うつや不安の症状を改善する**という報告もあります。[*3] スギの成分を配合した手指消毒アルコールが、アルツハイマー型認知症の患者さんの不安や興奮といった症状（周辺症状）を抑制したとの研究結果もあります。[*4]

実際、森の中をただ歩いたり、たたずんだりしただけで気分がリフレッシュした経験がある人も多いのではないでしょうか。

日本の森林面積は世界有数で、国土面積に占める森林の割合は、フィンランド、スウェーデンに次いで第3位です。[*5] この豊かな森林環境を使わない手はないと思います。あるいは、山や森林とまで言わずとも、まずは緑の多い公園での月1回の散歩からはじめてみてはいかがでしょう。体に嬉しい変化があるかもしれません。

森林をただ歩くだけで心身がリラックスします

■ **自律神経の働きと森林歩行 *6**

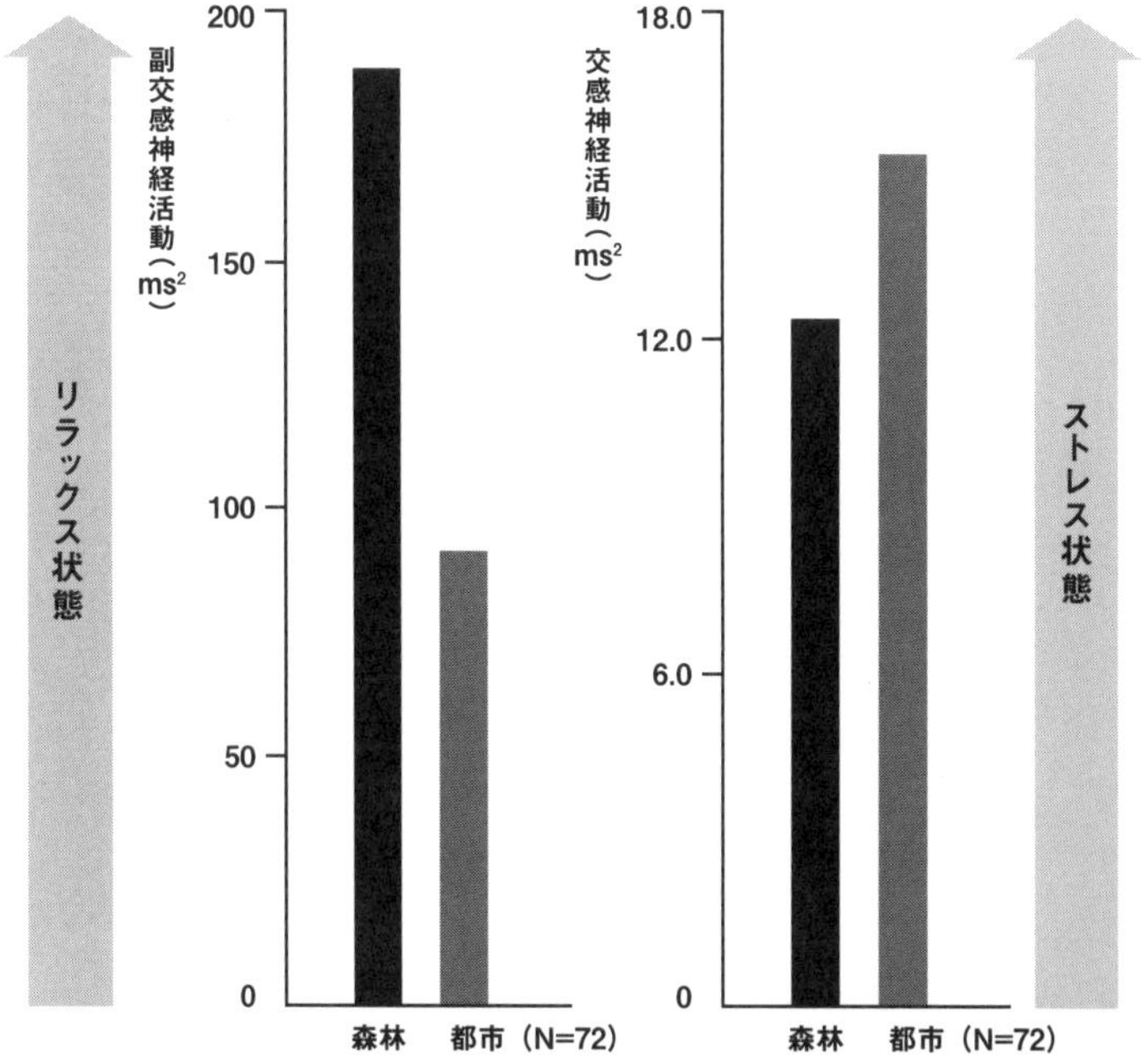

森林と都市それぞれを歩行した際の自律神経（副交感神経、交感神経）を調べたデータ。都市を歩く場合と比べ、森林を歩くほうが、副交感神経が活性化して交感神経が落ち着くことがわかります。年齢を問わず交感神経優位になっている人が多い現代ですが、副交感神経が優位になると血圧が下がり、臓器へのストレス、不安、興奮が緩和され、体の痛みも和らぎます。

第1章
05
歯を守る習慣は、誤嚥《ごえん》性肺炎も命にかかわる病気も遠ざけます

あなたは歯を大切にしていますか?

毎日の回診で入院患者さんを診ていると、歯や口内環境が原因で治療がなかなか進まないことがとてもよくあります。

最も多いのが、歯周病などで歯が抜け落ちてしまっているためにうまく噛むことができず、食事が思うように食べられないパターンです。「入れ歯があれば大丈夫じゃない?」と思うかもしれませんが、**入れ歯は体重が落ちてくるとどんどんサイズが合わなくなってきます。**そうなると、うまく噛めなくなったり口に当たって痛いため、食事量が落ちていきます。

その結果、さらに痩せてしまって、余計に入れ歯が合わなくなる

という悪循環となってしまうのです。

歯を健康に保つだけでなく、人生の最期まで自分の歯でおいしいものを食べるためにも、歯磨きはとても重要です。入院中の患者さんでも、体調が悪いためにうまく歯を磨けなくなって、歯周病がさらに悪化したなんてこともあります。

悪化する前の予防が非常に大事なのです。

口の中をきれいに保つのは、高齢者の死亡の原因で多い「誤嚥性肺炎」の予防にもなります。誤嚥性肺炎とは、食べ物が誤って空気の通り道である気管に入ってしまい、その中に含まれる細菌が肺に感染する症状です。口の中にはおよそ600種もの細菌が存在しているのですが、口内が汚いと、さらに多くの種類の細菌が発育して、誤嚥性肺炎を起こしやすくなると考えられているのです。

介護が必要な状態で入院している366人を、日常的な口腔ケアのほかに、歯科衛生士による週1回の専門的な口腔ケアを行う群と行わない群に分けて、2年間追跡した研究があります。[*1] 結果は、専門的なケアを行った群では、熱が出たり肺炎を発症する人の数が40％も低下していました。

僕が働いている病院では、口腔ケアの重要性に着目しており、歯科衛生士が常勤して、口腔ケアや入れ歯のチェックなどを行っています。このような取り組みはまだ珍しいのですが、少しずつ広がっており、全国の病院でも取り入れるところが増えつつあります。

「私はまだ誤嚥なんてする年齢じゃないし、ちゃんと歯を磨いているから大丈夫」と思う人もいるかもしれません。しかし、気づかないうちに歯に汚れがたまって、症状はなくても歯周病に陥っていることもあります。

歯周病菌が血液や呼吸器に入り込むと、糖尿病、心筋梗塞、動脈硬化症、肺炎、早産などさまざまな病気を引き起こすことが最近わかってきました。[*2] 歯周病による慢性的な炎症が原因で糖尿病が悪化することがある、ということは医療業界ではとても有名な話です。日頃から歯を清潔に保っておくのは、死を招く病気を予防することになります。

歯周病を予防するために世界的に推奨されているのが、毎日の歯磨きと歯間ブラシの使用。[*3]そして、歯科の定期受診です。歯科では、歯ブラシで取り除けなかった歯垢やバイオフィルム、もっと硬くなった歯石を取り除いてくれます。

この原稿を書きながら僕も反省して、歯石を除去してもらいに、数年ぶりに歯科に行きました。歯石がかなりたまっていたようで、定期受診を指導されてしまいました。

おいしいものを食べて幸福に長生きするためには、歯を大切に。**1日2回の歯磨きと、1日1回の歯間ブラシ、そして年に1度の歯科受診。**この3点セットはぜひ心がけていただきたいです。

第１章
06
がんより怖いかもしれない転倒は１枚のシールで防げます

誰しも一度は転んだ経験があることでしょう。子どもの転倒の多くは、ひざのすりむき傷程度ですみます。しかし高齢者の転倒は、その後の生活の質を落とすことにもなりかねません。

「転倒して骨折した患者さんの5年生存率は、がんの患者さんよりも低いんだぞ。だから、いかに転ばないかを考えられる医師になりなさい」。これは、僕が初期研修時代に整形外科の指導医の先生から言われた言葉です。この言葉が忘れられず、その後、転倒に関する多くの文献を読みました。そして、ある報告に衝撃を受けました。大腿骨頸部（足の付け根の骨）を骨折すると、１年以内の死亡率が

10〜30％だというのです。[*1] かなり多くの方が、骨折後1年以内に亡くなっている計算になります。

整形外科では、転倒で足を骨折した患者さんが毎日のように入院してきます。高齢者に多いのが、大腿骨（太ももの付け根からひざまでの骨）の骨折です。たとえ80歳でも、もともと元気に歩いていた人なら手術をします。手術やその後のリハビリが順調に進み、元気に退院していく患者さんもいらっしゃいます。しかし、筋力の回復に時間がかかる方や、術後の痛みでリハビリが進まず、筋力が落ちて歩けなくなってしまう方も多いのが現状です。

筋力の低下は、骨折後に亡くなる人が多い最大の原因です。例えば、**病気などで10日間ベッドで過ごすだけで、筋肉量は平均約1kg低下**するという報告があります。[*2] 一般的な女性の筋肉量は18kgぐらいですから、たったの10日間で約6％の筋肉を失ってしまうことになるわけです。

一度骨折して入院すると、筋力が低下して、再び転倒しやすくなります。さらに、1年間で一度以上転倒した人の6割が、翌年も転ぶともいわれています。[*3]その影響は身体的な影響にとどまりません。一度転ぶと、**「次は転びたくない」↓「慎重になって活動量低下」↓「筋肉量低下」↓「転倒リスク増加」**と負のスパイラルができあがってしまいます。

すばらしい転倒対策をしていた、Kさんという80代前半の女性の外来患者さんがいました。Kさんは70歳のときに、骨粗鬆症の診断を受けていました。娘さんが介護士をしていることもあり、高齢者にとって転倒が非常に危険であるのをよくご存知でした。それでKさんも、いかに転ばないようにするかを徹底研究されていました。

これは、Kさん直伝の転倒対策です。こちらを実践すれば、転倒・骨折のリスクはぐっと下がるはずです。

Kさんに教わった転倒対策3カ条

- ▼段差には気づきやすいように目印のシールを貼る
- ▼とっさのときにつかまれるように、廊下を家具で狭くする
- ▼廊下のライトは足下がしっかり照らされるものにする

僕が特に感心したのが、転ばない環境を整えている点です。というのも、高齢者の転倒パターンはだいたい決まっています。

段差でつまずくことが多く、そのときに周囲につかまるものがなければ転倒してしまいます。転びやすい時間帯もわかっていて、それは夜にトイレで起きたときです。夜は体に力が入りづらく周囲も暗いため、つまずきやすいのです。

Kさんは今も元気に外来へ通院されています。**転倒を恐れて活動を減らすのではなく、環境を整えるというのは非常に見習うべきこと**だと、Kさんは僕に教えてくれました。

第1章

07

万人に当てはまる健康ルールは残念ながらありません

皆さんはなんのために生きていますか？　明確な目的がある方もいらっしゃるでしょうが、どんな目的であれ、最終的には「幸せになる」ために生きているのではないでしょうか。

「人の役に立てる幸せ」「孫の成長を見られる幸せ」「おいしいものを食べる幸せ」「好きなことに打ち込む幸せ」……そんな日常の幸せが大事だと僕は考えています。

健康を害すれば、当たり前の日常が失われることだってあります。

しかしそうなっても、**病気と付き合いながら幸せに暮らしている人もいます。**実際、そうした例を僕はいくつも見ています。

僕が訪問診療で担当しているUさんは、70代後半の女性ですが、事故で下半身を動かせず、ベッドの上で生活されています。

しかし、Uさんのことが大好きな旦那さんと一緒に、夫婦仲睦まじく過ごされている様子は、いつ見てもとても楽しそうです。

「昨晩はお祝いで日本酒を3杯も飲みました」「土用の丑の日のうなぎがおいしくって、2日連続でうなぎを食べちゃいました」などといった話をいつもニコニコしながらしてくださいます。

そしてもう1人、糖尿病と尿酸値が高いため僕の外来に通院しているKさんは酒屋の3代目で、仕事で試飲をする以外にも、毎日の晩酌を楽しみにしています。

お父さんをアルコールによる肝硬変で亡くされていますが、いつも「私は父を誇りに思っています。私の病気にアルコールがリスクなのは重々承知していますが、代々受け継がれてきたこの酒を愛しているから飲んでいるんです」とおっしゃっています。

お酒の害に関しては2章でも詳しく紹介しますが、僕が医師としてKさんに貢献できるのは、愛する日本酒を楽しみながら、元気に仕事を続けられるようにサポートすることだと思っています。

肝臓の機能を定期的に調べたり、肝臓にダメージがあった場合にはお酒以外の原因はないかを調べたり、禁酒以外にもできることはあります。飲酒量が増えてしまった場合には、今後は節酒（お酒の量を減らすこと）を提案することもあるかもしれません。

ただし、Kさんに**禁酒を勧めるつもりはありません。お酒を楽しく飲んでいる患者さんに、健康を理由に飲酒をやめさせる権利は、僕にはありません。**

もし、あなたが医師から「甘いものは控えましょう」とか「たばこはすぐにやめてください」などと言われたとして、そのアドバイスを守れば、もしかするとあなたの体全体のうちの一部に、なんらかのいい影響があるかもしれません。

でも、仮にそれで体の一部が悪くなるのを防げたとしても、あなたの人生全体が幸せになるとは限らないと、そんなふうに僕は思うのです。

昨今は「健康を害するから、健康のために我慢しましょう」という風潮ですが、これはいかがなものかと思います。

医療の発展であらゆることがデータ化され、何がリスクを高めるかが明確になってきました。しかし一方で、それが広まることで「あれはよくない」「これはよくない」となり、生きづらさを感じている人も多いのではないでしょうか。

そのうち「健康のためなら死んでもいい」なんて冗談のようなことを言い出す人も現れるかもしれません。

僕は、人生は長さがすべてではないと考えています。医師なのにこのように言うのは不謹慎かもしれませんが、幸せなら、太く短くたっていいのではないでしょうか。

そもそも**健康とか長寿とかいうのは、幸福のための一要素にすぎないとも思っています。**

健康を害していても、幸福な人はたくさんいます。僕自身も、健康のためだからといって好きなことやりたいことを我慢しすぎたり、ストレスをためたりしないで、日々を楽しんで生きていきたいです。だから、もし僕の患者さんも同じように考えていらっしゃるなら、その想いを全力でサポートしたいのです。

「自分にとって心から大好きなものを我慢して、体の一部の健康を勝ち取った結果、総合的に見たら不幸な人生になっていた」なんてことにならないようにしなくてはなりません。

病気と付き合いながらも
幸せに暮らす患者さんを
たくさん見てきました。
健康のためといって
やりたいことを我慢しすぎず、
日々楽しく生きたいものです。

2章

老いない食材と食べ方、僕はコレを勧めます

第2章 01

サプリメントでは摂取できない健康成分たっぷりの超優秀食材

昨今、医療業界でも注目されている食材が青魚です。

僕が診療している病院は北海道の漁師町にあります。そのため「昔は漁師だった」という患者さんがたくさんいます。そうした背景もあって、この地域の人たちは魚をよく食べます。その食習慣が、この地域の健康に寄与しているかもしれないなと思うことがよくあります。

ところで、昔から「青魚を食べると頭がよくなる」なんてよくいいますよね。頭がよくなるかどうかの真偽は定かではありませんが、青魚はオメガ3脂肪酸という脂を多く含み、その中でもEPA（エイコサペンタエン酸）とDHA（ドコサヘキサエン酸）という成分が豊富で、これらが健康によい効果をもたらすことがわかっています。[*1] オメガ3脂肪酸には、血液をサラサラにして血栓ができるのを防ぐ作用があります。EPAは、中性脂肪を低下させたり、心臓の血管が詰まって発症する心筋梗塞などのリスクを25%も低下させたりする効果が示されています。[*2] EPAやDHAを摂取することで、血圧が低下するとの論文もあります。[*3]

EPAやDHAにおいては、多種多様なサプリメントが市販されています。しかし、僕が出会った元気な高齢の患者さんの中で、サプリメントのおかげで健康に過ごしていると思われる人はほとんどいない気がします。

EPAもDHAも、明らかな健康効果を得るには、市販のサプリメントではかなりの量を飲まなければなりません。 EPAやDHAの過剰摂取は、便秘を起こしたり、不整脈が発生したりすることも指摘されており、[*2] 米国食品医薬品局（ＦＤＡ）では、ＥＰＡとＤＨＡを合わせた摂取量を1日3ｇまでと勧告しています。できればサプリメントではなく、リアルな魚で栄養を摂取するほうがよさそうです。

魚はタンパク質が豊富で栄養価も高い、優秀食材です。肉に含まれる脂の多くはコレステロールを上げますが、魚の脂は逆にコレステロールを下げます。魚を週に4回以上摂取している人はそうではない人に比べて、心筋梗塞などの心臓の病気になるリスクが21％も低下しているというデータもあります。[*4] また、1週間当たりの魚の摂取量が100ｇ増えるごとに、それらのリスクが5％ずつ低下することもわかっています。

日々の食事を肉中心から魚中心にするだけでも、中性脂肪を下げたり、将来的に心筋梗塞のリスクを下げたりといったことが期待できるということです。

魚はあまり食べないという人でも、**1週間に100ｇ食べるだけで**

も効果があると思えば試しやすいのではないでしょうか。

僕自身もほぼ毎日と言ってもいいほど、昼食にサバ缶を食べています。魚の脂は、日光に当たったり空気に触れたりすると酸化します。ですから缶に密封してから加熱する缶詰めは、効率よく脂を摂取できる点でとても理にかなっています。

ところで僕が暮らしている町では、傷みやすい青魚を長期保存するための昔ながらの方法が根づいています。それはぬか漬けです。

外来患者のKさんは、料理の知識が豊富です。「ぬか漬けは長持ちするし、魚にコクがでてうまいんだぞ！」と、魚の裁き方から丁寧に、秘伝のレシピを教えていただいたこともあります。

「魚　ぬか漬け」でネット検索すると、レシピがいろいろ出てきます。切り身でもできますので、ぜひ試してみてはいかがでしょう。

第２章
02
おやつはこれ一択！家に、職場に常備しましょう

僕はナッツが大好きなのですが、日々の生活にナッツを取り入れる方法を教えてくれたのは、僕の患者で70代後半の女性のCさんです。実は以前の僕は、病院でもYouTubeチャンネルでもナッツを勧めていたにもかかわらず、自分では習慣づけて食べることができませんでした。

というのも、僕が購入するナッツは大きなプラスチックの容器に入っていて、職場など家の外に持って行くことができません。家で過ごす時間が短い生活をしているため、せっかく買ったナッツを食べるタイミングがなく、賞味期限内に最後まで食べきれないこともしょっちゅうでした（湿気や酸化などの観点から、ナッツは開封後

およそ1カ月以内に食べきるのがベターです）。

そんな僕に、Cさんはすばらしい知恵を授けてくれました。

「ナッツをたくさん買ったら、小さいチャック付きのポリ袋に小分けしたらいいのよ。それも面倒なら、スーパーに行けば小袋に入ったナッツを売っているわよ」

翌日、僕の病院のデスクの引き出しが小袋ナッツで敷き詰められたのは言うまでもありません。

Cさんに教わったナッツ術

▼1日分ずつ小袋に分けて、職場や外出先に持っていく（1袋28g程度、手のひらに乗るほどの量が目安）

ナッツを小分けにするまでの僕は、仕事中に口が寂しくなると、チョコレートなどのお菓子を口に入れていました。それをナッツに替えてみると、明らかに腹持ちがいいのです。**ナッツは噛みごたえ**

もあるので、満足感はチョコレートの比ではありません。チョコレートだと2つ、3つ……とつい手が伸びてしまうところですが、ナッツであれば1袋で大満足です。

ナッツには嬉しい健康効果が満載です。悪玉コレステロールの減少、中性脂肪の減少、心筋梗塞などの心臓の血管が詰まる病気のリスクの低下、そして死亡率そのものの低下が期待できます。[*1] ナッツをほとんど食べない人たちと比較して、**週5回以上ナッツを摂取する人たちでは、心筋梗塞または脳卒中のリスクが平均14％低下する**との調査結果もあります。[*2] ナッツの種類は多様で、それぞれに固有の味わいや健康効果がありますが、僕が特に優秀だと考えているのはクルミです。多くのナッツ類の油脂は一価不飽和脂肪酸ですが、クルミに含まれるのは、青魚と同じ種類のオメガ3脂肪酸です。植物由来のオメガ3脂肪酸は、全死因の死亡リスクを低下させる効果があることがわかっています。[*3]

ナッツには多様な健康効果があります

■ ナッツの栄養素リスト

アーモンド	ビタミンE（抗酸化作用、若返り） カルシウム（骨や歯の形成）
カシューナッツ	ビタミンB_1（エネルギー産生） 鉄（赤血球の形成、疲労回復、脳活性）
クルミ	オメガ3脂肪酸 （コレステロールや中性脂肪を抑える）
マカダミア	不飽和脂肪酸 （コレステロールや中性脂肪を抑える）

複数のナッツを一度に摂取でき、さまざまな栄養素を取り入れられる「ミックスナッツ」がお勧めです。

第2章
03

食後の血糖値の乱高下は健康長寿の大敵です

「先生、テレビで見た『ベジファースト』っていうのを試してみたら、食後の眠気もないし、なんだか調子がいいわ」

そんな報告をしてくださったのは、70歳を過ぎても元気に新聞配達を続けていらっしゃる男性患者のOさんです。

Oさんの起床は早く、午前2時起床。そこから新聞配達がはじまります。Oさんは昼食を食べた後に眠くなって動けなくなることが、以前はしばしばあったそうです。朝が早いのですから、眠くなるのは当然でしょう。しかしOさんは、一度眠気に襲われると、その後の時間のほとんどを寝て過ごしてしまっていたそうなのです。

そんな中、ふと思い立ってベジファーストを取り入れてみたところ、昼食後に眠くなることがなくなって、午後も有意義に過ごせるようになったとのことでした。

近年、健康を気遣う人たちを中心に、ベジファーストが広まっています。食事のとき野菜（ベジタブル）を最初に（ファースト）食べて、その後に主食や他の副菜を食べることを意味します。実際、外食をしているときに周囲を見回すと、野菜から食べる人が増えています。どんな順番で食べても、摂取するカロリーは同じですが、野菜から食べると、どんな健康効果があるのでしょうか。

最も大きな効果としてあげられるのが、血糖値の乱高下を防いだり、血糖の平均値を低く保ったりする効果です。**血糖値を低く保つと、糖尿病に限らずあらゆる病気の予防につながり、まさに健康長寿に直結する**と言っても過言ではありません。

なぜ病気を防げるのか。その解説をする前に知っておいてほしいのが「ＡＧＥ（終末糖化産物）」という物質についてです。

　血液中の糖分が増えると、それらがタンパク質とくっついて、ＡＧＥという物質が産生されます。ＡＧＥはさまざまな病気を引き起こす要因であることが、近年わかってきました。

　ＡＧＥは、一度作られるとなかなか消えずに体にとどまり、体じゅうの血管を傷つけていきます。血管の傷が修復される過程では、動脈の壁にプラークという脂の塊がくっついたり、血管壁が分厚くなったりするのですが、これが「動脈硬化」です。

　血糖値が高い状態が続くと、ＡＧＥがたくさん作られ、動脈硬化が進行します。血液がスムーズに流れなくなれば、心筋梗塞や脳梗塞、脳出血などのリスクも将来的に高くなってしまいます。

　まだ糖尿病ではないという人でも、血液中の糖が過剰だと同じことが起こります。また血糖値が乱高下する、いわゆる「血糖値スパイク」も、動脈硬化のリスクになるといわれています。[*1]

そこで注目されているのが、血糖の乱高下を防いでくれると期待される「ベジファースト」です。

僕も実践していますが、野菜を先に食べると、食後に眠くなることがありません。食後の眠気や倦怠感が起きるのは、食事中に血糖値が急激に上がった反動で、血糖値が急降下するから。食後に眠くならなければ、イコール、血糖値が乱高下しなかったということです。

僕が患者さんに伝えるベジファースト効果の実感ポイント

▼食後に眠気を感じなくなったら、血糖値の乱高下を防げた証し

日本のある研究機関で行われた試験では、野菜を先に食べれば糖尿病が改善することが検証されました。ベジファーストを実践するグループと、従来の糖尿病の食事指導を実践するグループに分かれて、それぞれの血糖値を観察したところ、試験開始6カ月以後はほぼ一貫して、ベジファーストを行ったグループのほうがＨｂＡ１ｃ（血糖値の状態を示す値）が低くなったのです。[*2]

なおこの研究では、**ベジファーストだけでなく、よく噛んで食べる、果物を控える、高GIの食品を避けるなどの食習慣も勧められています。**GIとは、食品ごとの血糖値の上がりやすさを数値化したものです。高GI（血糖値が上がりやすい）の食品は、例えば白米やジャガイモ、コーンフレークなど。低GI（血糖値が上がりにくい）の食品は、納豆や豆腐、そば、全粒粉パンなどです。

つまり、野菜を先に食べるだけでなく、よく噛んで、果物を控え、低GIの食品を意識的にとることも、健康な血糖値を維持するには大切なのですね。

すべてを実践するのは難しくても、まずはベジファーストだけでも取り入れれば、血管の老化を未然に防ぐ一歩となります。

ベジファーストは血糖値の急上昇を防ぎ、血管を守ります

食事の順序による血糖値の変化の比較*3

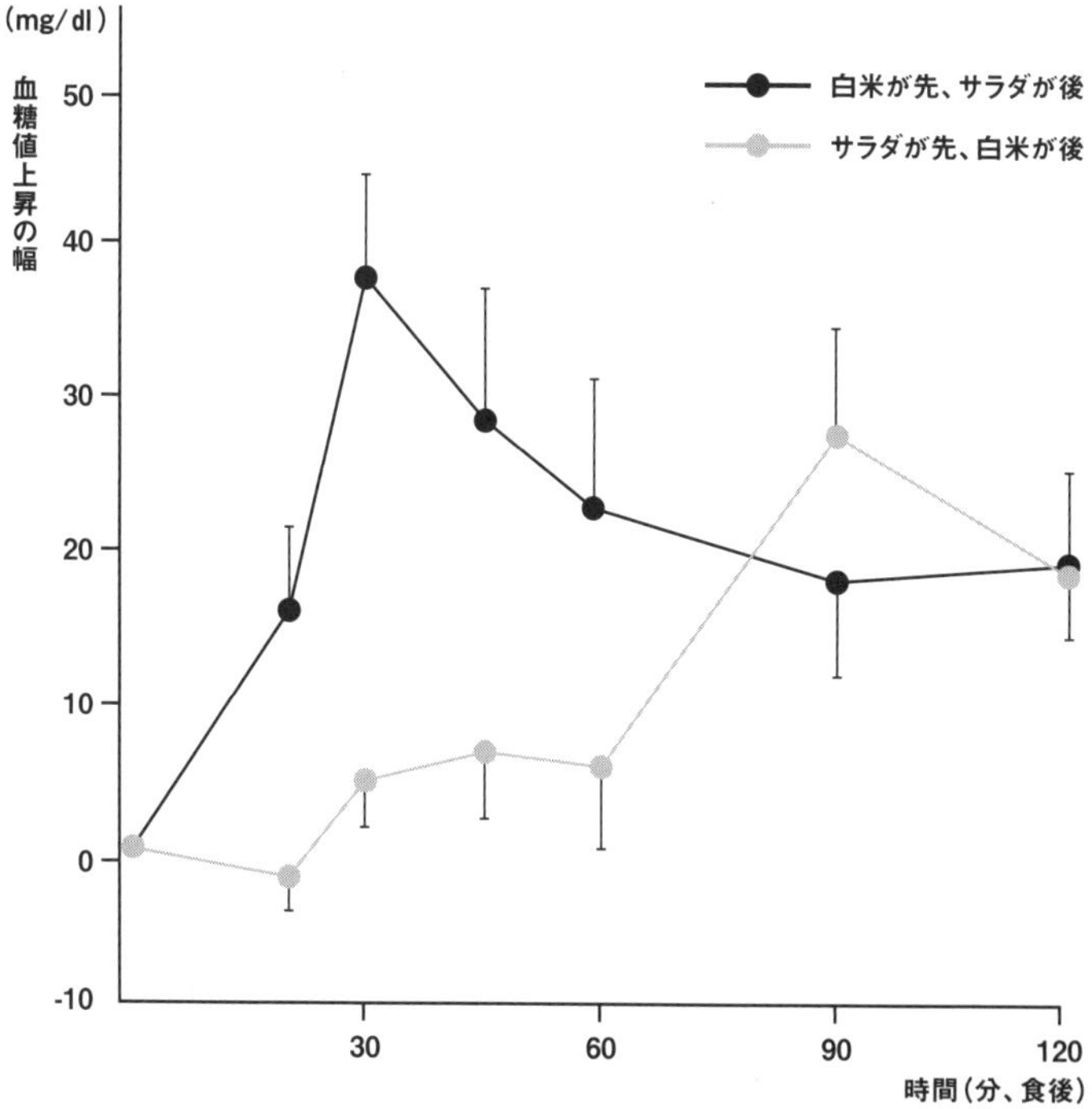

まったく同じ食事をとった場合でも、ベジファーストを実践するほうが食事の1時間後までの血糖値が有意に低く、血糖値の急上昇が防げていることが一目瞭然です。また最高血糖値自体も、ベジファーストを行った場合のほうが低くなりました。

第２章

04

幅広い健康効果がありますが1日4杯以内がベターです

YouTubeチャンネルでの僕の愛称は「Dr.マンデリン」ですが、マンデリンとは、インドネシアで栽培される希少なコーヒー豆の銘柄です。

僕の1日は、コーヒーを淹れることからはじまります。コーヒーは、豆の挽き具合、湿度、鮮度、湯の温度、抽出時間など味にかかわる要素が多く、同じ豆でも日によって味が微妙に異なります。**毎朝真剣にコーヒーと向き合って、香りを楽しみながら、できあがった味に一喜一憂する。おいしいコーヒーを淹れることができた朝は、「今日は幸先がいいぞ！」と、自然と気分も上がります。**

僕がコーヒーを飲む理由は単純です。大好きだからです。お酒やたばこが大好きな人も、理由はおそらくそんなところではないでしょうか。

そんな僕には、コーヒーの師匠ともいえる方がいます。45年間も地域に根ざした喫茶店の店主だったMさんという女性です。

Mさんは外来の患者さんですが、無類のコーヒー好きという点で僕と話が合い、お勧めの豆を教えてもらったり、豊富な知識を伝授してもらっています。

Mさんは80代前半という年齢にもかかわらず、毎日忙しく駆け回り、大奮闘しています。現在は喫茶店を近隣の人たちのたまり場として解放する傍ら、町内会のお知らせのチラシを配達するボランティアをしたり、ご近所さんの通院の付き添いをしたりしていて、そのため病院で僕と顔を合わせることもしばしばです。また、かわいがっているペットのために、毎日ドッグランへも通っています。

Mさんは、とにかくじっとしていることがない印象です。

Mさんのように日常を送るには、体力はもちろんですが、気力も必要です。湧き上がる活力の源泉には、もしかするとコーヒーがかかわっているのかもしれません。

コーヒーには、心や脳を健康に保つ効果が期待されています。例えばうつ病を予防する効果について、興味深い調査があります。アメリカで行われた約5万人の女性を10年間追跡した研究なのですが、1日に2〜3杯のカフェイン入りコーヒーを飲んでいるグループは、まったくコーヒーを飲まないか週1杯のコーヒーしか飲まないグループに比べて、**うつ病の発症リスクが20%も低い**ことが確認されました。[*1]

ちなみに、カフェインレスコーヒー、カフェイン入りの紅茶やチョコレートには、うつ病との関連は認められなかったそうです。

この研究では女性についての調査しか行われていないのですが、男性の研究も待たれます。

そのほかにも、コーヒーで死亡リスクが12％下がったとか[2]、**アルツハイマー型認知症のリスクを30％減らせた**[2]とか、**2型糖尿病のリスクが7％減る**[4]とか、コーヒーに関する研究報告には枚挙にいとまがありません。すばらしいコーヒー効果です。

しかし、なぜこうした効果が得られるのかはまだわかっていません。そしてもちろん、飲めば必ず病気を予防できるわけではないことにも注意が必要です。

一方、コーヒーを飲まないほうがいい人もいることがわかっています。例えば妊婦さんです。妊娠中は、お母さんには適量でもお腹の赤ちゃんには過剰となってしまい、流産したり、胎児の成長に影響を及ぼし低体重になるおそれがあります。

また、心臓の疾患や精神の疾患を有する人は、コーヒーを飲んでいいかどうかをかかりつけ医と相談してください。カフェインには強心作用があるため、人によっては動悸がしたり、不整脈が悪化したりすることもあります。神経が興奮して、不安や過呼吸などの症状が悪化する可能性も考えられます。

さらに、カフェインには耐性があります。カフェインには眠気を吹き飛ばし、頭をすっきりさせる作用があります。ですが、それを期待して摂取量が増えていくと、少量のカフェインでは満足できなくなり、摂取量が増えていきます。どんなものにも致死量があるように、カフェインもとりすぎると体に悪影響を及ぼします。

なお世界保健機関では、1日のカフェイン摂取量は300mgまでと警告していますが、コーヒー1杯（150ml）当たりのカフェイン量は約90mgです。

「何事もほどほどに」と言いますが、コーヒーは1日4杯までが適量かと考えます。

コーヒーは
1日3〜4杯がお勧めです

■ コーヒー摂取量と死亡リスク*5

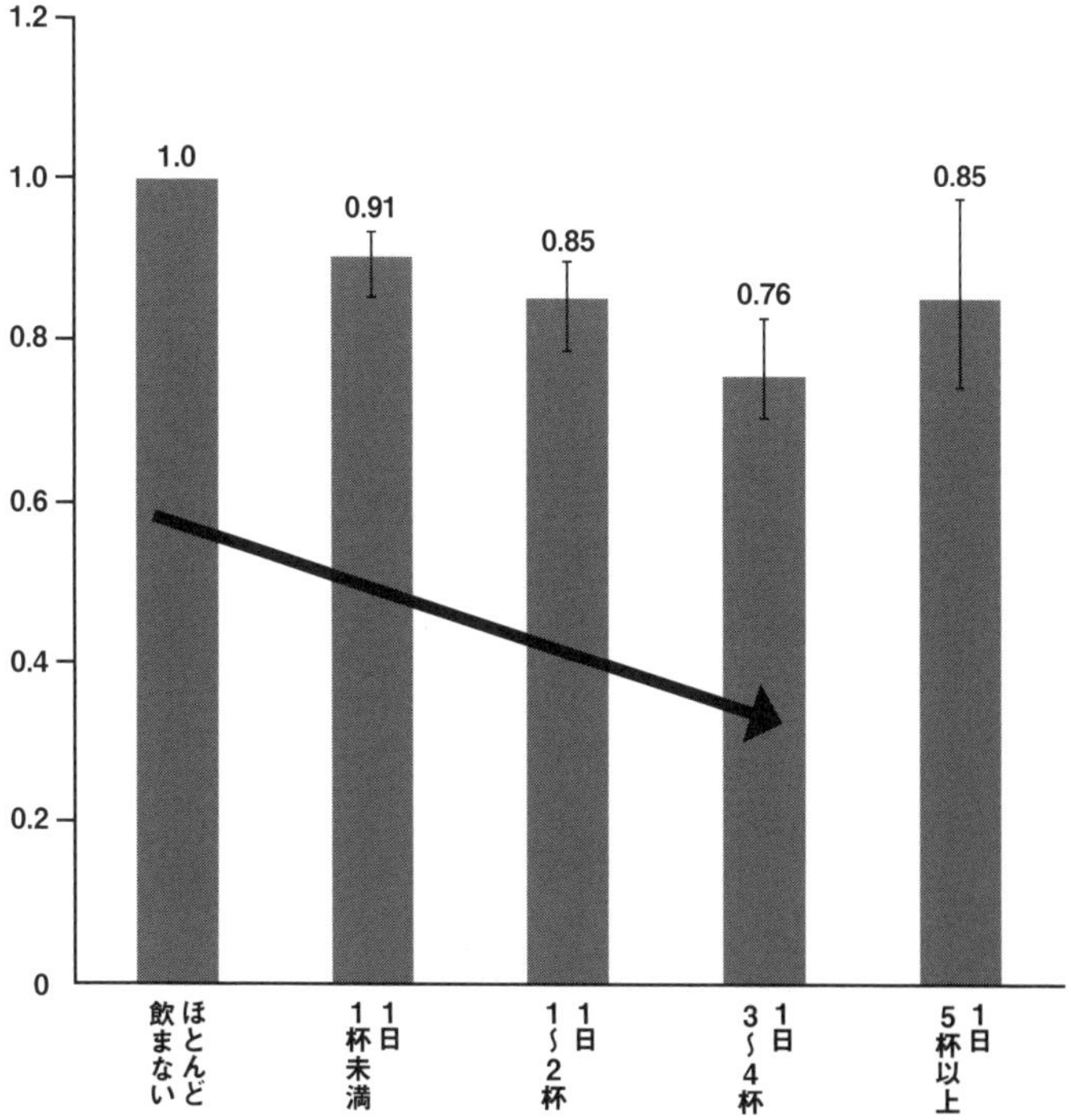

コーヒーをまったく飲まない場合の死亡リスクを1とし、摂取量ごとの死亡リスクを数値で表しています。健康な9万人の男女について約20年にわたって調査したところ、1日4杯までならコーヒーを飲む量が増えるほど死亡リスクが下がると明らかになりました。

第2章
05
酢は減塩の強い味方。降圧剤を卒業した患者さんもいます

僕の外来へ通院しているNさんは、酢を上手に利用して、見事に血圧の薬から卒業しました。

Nさんは60代後半の男性ですが、現役バリバリで現在も市役所で働いています。体形は中肉中背ですが、数年前から体重が徐々に増えてきて、血圧も最高血圧150mmHg、最低血圧90mmHgと高い値が続いていました（診察室血圧の正常値は、最高血圧が140mmHg未満、最低血圧が90mmHg未満）。

独身で忙しいNさんには、手の込んだ料理を作る時間はありません。食事はコンビニで調達したものですませてしまうことが多いようでした。そんな食生活をしていると、どうしても塩分摂取量が多

くなります。

体質的に、塩分を過剰摂取すると血圧が上がりやすい人がいます。Nさんの場合も塩分が気になったので、まずは減塩をがんばってもらうことにしました。

塩分を抑えるコツは、塩の代わりに酸味や辛味・旨味を活用することです。

そこで、鶏肉を塩コショウで炒めるのが好きだと話していたNさんに、酢豚ならぬ「酢鶏」を勧めてみました。炒めた鶏肉と野菜に、酢、ケチャップ、みりん、砂糖、片栗粉の合わせ調味料をからめるだけの酢鶏ならそれほど手間はかかりません。

それ以外の料理でも、**塩の代わりの調味料として酢を用いることを勧めると、それでスイッチが入ったのか、Nさんは食事全体の塩分を減らすよう意識するようになりました。**

例えば、以前はおひたしには醤油をドバッとかけていたのが、小皿の醤油にちょこっとつけて食べるようになったと、得意気に話してくれたことも。減塩のおかげで、Nさんの血圧は平均して5mmHgほど低下しました。

Nさんに効いた減塩術

▼塩味の代わりに、酸味・辛味・旨味
（酢、ケチャップ、みりん、砂糖、片栗粉の合わせ調味料での肉野菜炒めは、特に気に入っていただけました！）

酢には血圧を下げる効果が期待されていますが、大規模な研究はありません。

玄米酢を1日15ml（大さじ1杯）飲んだ場合に、血圧が約8%低下したという日本の研究はありますが、研究規模は少々小さく[*1]、**むしろ食塩を減らすために酢の力を利用する影響のほうが大きい**のではないかと考えています。

ところで最近では、リンゴ酢の健康効果が世界的に注目されています。

リンゴを数年発酵させて作るリンゴ酢には、カリウムという血圧を下げる効果のあるミネラルが豊富に含まれています。また、ペクチンという水に溶ける食物繊維が含まれているので、その作用で血糖の上昇を緩やかにしたり、悪玉コレステロールを減らし、善玉コレステロールを増やしたりといった効果も期待できます。

実際、ある海外の研究なのですが、リンゴ酢の摂取が総コレステロールを低下させ、血糖値を改善したとの報告もあります。*2

リンゴ酢そのものはやや苦くて飲みづらいため、砂糖が加えられている商品が多いようです。リンゴ酢を選ぶ際には、原材料に砂糖などの糖分が添加されていないかを確認しましょう。また、発酵期間を短縮するために、製造過程でアルコールを添加している商品もあるのですが、こうしたものも避けたほうが無難でしょう。リンゴ酢を手に取る際には、裏面の成分表示で添加物が追加されていないかを確認してみてください。

1日に摂取するリンゴ酢の適量は15ml（大さじ1杯）です。酢は酸性ですから、決してそのまま飲んではいけません。空腹時に飲むと胃の粘膜がダメージを受けます。胸やけやむかつきが起きる可能性もあるのでご注意ください。**僕は、リンゴ酢大さじ1杯を炭酸水で割って、蜂蜜を少し加えています。蜂蜜の自然な甘みと炭酸の爽快感がとてもおいしいです。**

なお前述のNさんですが、最初は調理に酢を使う程度だったのが、徐々に酢にはまり出し、そのうち毎朝リンゴ酢を飲むようになりました。Nさんの血圧はさらに改善し、最終的には、血圧の薬を卒業することができました。

1日大さじ1杯のリンゴ酢で病気も老いも撃退できます

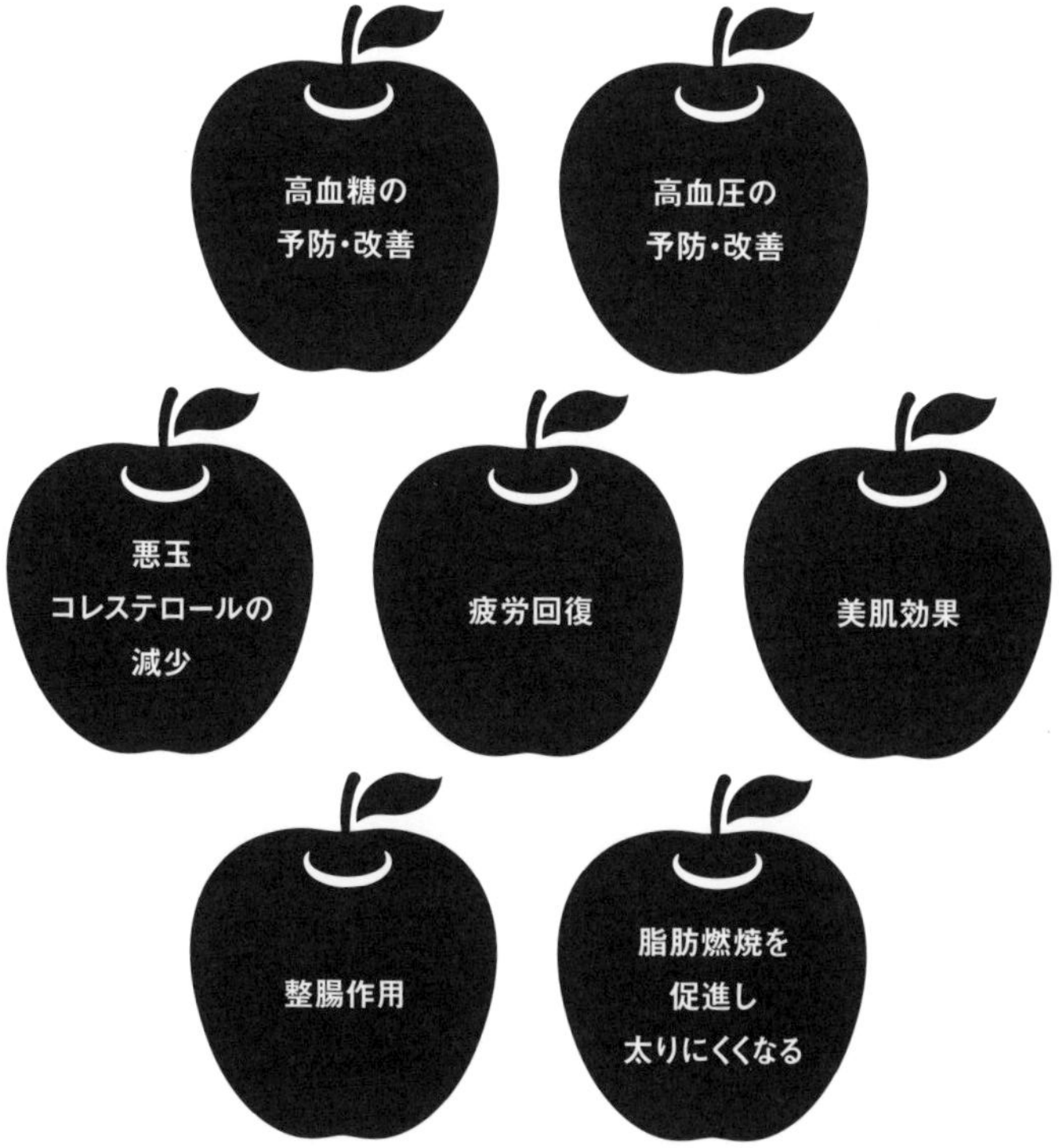
高血糖の
予防・改善
高血圧の
予防・改善
悪玉
コレステロールの
減少
疲労回復
美肌効果
整腸作用
脂肪燃焼を
促進し
太りにくくなる

第2章
06

骨を強くしたいならサプリメントよりヨーグルトです

年齢を重ねると骨の密度が低下してスカスカになっていきます。それと同時に、筋力も少しずつ衰えてくるので、転倒のリスクが高まります。骨がもろくなった状態で転倒してしまうと骨折しやすく、特に足の付け根を骨折してしまうと、その後の人生に大きく影響することは1章の【転倒】の項で解説しているとおりです。

骨を丈夫にするために大切になってくるのは、やはり食事でしょう。厚生労働省は、骨を強くするために、カルシウムの摂取を推奨しています。そしてカルシウムの吸収を促進するビタミンDの摂取も勧められています。[*1]

　僕もビタミンDのサプリメントを、ビタミンDが不足している患者さんに勧めることがあります。しかしカルシウムに関しては、サプリメントよりも食事で摂取するほうがいいと考えています。実際、食事でとるほうが安全だとの論文もあります。[*2]

　カルシウムは、牛乳、乳製品、ほうれん草などの緑黄色野菜、サバやイワシなどの魚、大豆や黒豆などの豆類に豊富に含まれています。中でも僕が注目しているのが「ヨーグルト」です。というのも、外来でいろんな患者さんと接していて、**骨が健康な患者さんの多くが摂取しているカルシウム源がヨーグルト**なのです。

　ヨーグルトは冷蔵庫で保存しやすく、手軽に食べることができます。また、軟らかくて食べやすいため、食べる人の年齢を選びません。そのうえ、ヨーグルトのカルシウムは量が多いだけでなく、体内で吸収されやすいという特徴があります。[*1]

　成人女性では、1日600～650mgのカルシウムの摂取が勧められています。ヨーグルト1カップ（100g）にカルシウムは約150mg含まれていますから、1日2カップのヨーグルトを食べれば、それだけで1日に必要なカルシウムの約半分を摂取できます。

店頭に並ぶヨーグルトの中には、ビタミンDが添加されているものもあります。ビタミンDはカルシウムの吸収を助けるので、一緒に摂取することは理にかなっています。**ヨーグルトを購入する際には、ビタミンDが含まれているかを確認してみるといい**でしょう。

さらに、ヨーグルトをはじめとした乳製品はタンパク質も豊富です。タンパク質は、筋肉や骨を守って老化を予防するために欠かせない栄養分ですが、ヨーグルト2カップには、約10gのタンパク質が含まれています。

「日本人の食事摂取基準」によると、1日に摂取するタンパク質の推奨量は、18～64歳の男性で65g、65歳以上で60g、18歳以上の女性では1日50gとなっています。[*i]

タンパク質は意識しないと不足しやすいため、「タンパク質が足りていないかな」と感じたら、毎日のおやつをヨーグルトにするのもいいですね。

ヨーグルトには多くの乳酸菌が含まれます。乳酸菌の健康への影響は、乳酸菌の種類が多いこともあり、研究が進んでいないのが現実です。しかし近年、プロバイオティクス（ビフィズス菌や乳酸菌などの生きた微生物）への注目が集まっています。

プロバイオティクスが便秘を改善するとの報告もあります。[*3] **僕も患者さんたちから「ヨーグルトを食べだしてから便通が改善した」という話をよく聞きます。** 個人差はあれど、ヨーグルトは便秘に有効ではないかと感じられます。

骨を強くし、タンパク質も豊富で、お腹の調子も整うヨーグルトをぜひ積極的に取り入れてみてください。

第2章
07

地中海食は日本の食生活と好相性ですぐ実践できます

高血圧、糖尿病、脂質異常症（コレステロールや中性脂肪が高いこと）の3つの病気は、動脈硬化の原因の代表格です。「動脈硬化御三家」「血管ボロボロ3兄弟」なんて言い方をされることもあります。

動脈硬化が進行して、血管がダメージを受けると、脳梗塞や心筋梗塞を発症して、命にかかわることもあります。また一命を取り留めたとしても、麻痺が残って介護が必要になったり、息切れが強くなって動けなくなったりすることもあります。

このような背景から、健康寿命を伸ばすためには、心筋梗塞や脳梗塞を予防できる食事法が重要であると考えられるようになってきました。さまざまな研究が進められる中で、効果があるとわかってきたのが「地中海食」です。[*1]

地中海食といわれると、日本人とは縁遠い、試すことも難しい食事法のように思えるかもしれません。しかし内容を知れば、全然難しくありません。**むしろ地中海食は、僕たち日本人に受け入れやすい食事法なのです。**

地中海食は、地中海沿岸の国々（特にギリシャ、イタリア、スペイン、フランスなど）の伝統的な食生活をベースとした食事スタイルを指します。野菜と果物をたくさん食べて、魚介類・鶏肉・乳製品もほどよく食べて、肉は少なめなのが特徴です。[*2]

具体的には90～91ページのとおりですが、もちろん、このページに書いてあることをすべて完璧にやろうとするのは大変です。

僕もおそらく途中で断念してしまうでしょう。

完璧な地中海食でなく、「ゆる地中海食」でいいのです。まずは、自分に無理なくできることからはじめましょう。簡単にできることほど、長続きします。

日常の習慣に「ちょっとアクセントを加えてみる」くらいの気持ちがいいかと考えます。

地中海食を楽しくおいしく続けるポイントは、うまくオリーブオイルが使えるかどうかではないでしょうか。推奨されている量は、1日大さじ5～8杯。この量をそのまま飲んで摂取するのは、なかなかピンときませんよね。

ですがオリーブオイルは、例えば、ドレッシング代わりにサラダにかけることもできます。野菜の炒め油にしたり、魚や肉をソテーするときにも使えます。バター代わりにパンにつけてもおいしいです。ちなみにオリーブオイルを愛好する人たちの中では、みそ汁や納豆、冷奴に加えるのも定番だそうです。

地中海食では1日350gの野菜を食べます。大変そうだと感じた人もいるかもしれません。たしかに生野菜のサラダの状態でこの量を食べるのはキツそうですしお腹も冷えそうです。でも、野菜をゆでたりレンジで加熱したりすれば、かさが減るので食べやすくなります。

地中海食のどの成分が有効なのか、どういった仕組みで病気のリスクが下がるかについてはまだよくわかっていない部分も多く、さらなる研究が待たれているところです。しかし、**地中海食が特定のがん（乳がん、大腸がん、前立腺がんなど）や認知症のリスクを下げる**ことは、複数の研究ですでに確認されています。[*2]

僕たち日本人の死因の第1位はがんです。そして、介護が必要になってしまう原因の第1位が認知症です。地中海食でがんも認知症も遠ざけられると思うと、とても魅力的な食事法ですよね。

ぜひ、ゆるく取り入れてみてはいかがでしょうか。

僕が患者さんに勧める「ゆる地中海食」基本スタイル

▼野菜を1日に中皿2〜3杯（350g程度）食べる。

▼ナッツを1日に2〜3回食べる。

1回の量は手のひらに乗る程度。

▼豆料理（豆腐や納豆でもOK）を1週間に2回食べる。

1回の量の目安は小鉢1杯。

▼魚を1週間に2回以上食べる。

1回の量の目安は切身1切れ。

▼全粒粉食品を1日2～3回食べる。

1回の量の目安は玄米なら茶碗1杯、全粒粉パンなら1個など。

▼オリーブオイルを1日大さじ5～8杯とる。

▼肉は1週間に1回程度食べる。

1回の量の目安は100～150g（赤身肉は100g以内）。

▼乳製品の発酵食品を1日1～2回食べる。

1回の量の目安はヨーグルトなら1カップ（100g）。

▼ワインを飲む。

目安は男性は1日2杯まで、女性は1日1杯。

「全部守らなければ」と思わないこと。ゆるい気持ちで、できそうなことをひとつから、まずは試してみてください。

第2章 08

体にいい食材もとりすぎると毒になることがあります

あなたはお肉が好きですか？　僕は焼肉が大好きで、2カ月に1回はがんばった自分へのご褒美として食べています。

実は、肉類が健康を損ねる要因になることもあるというのをご存知でしょうか。牛肉や豚肉の赤身肉、ソーセージ、ベーコン、ハム、ビーフジャーキーなどの食肉加工品は、WHO（世界保健機関）の研究機関である国際がん研究機関、世界がん研究基金、米国国立がん研究所などが相次いで、大腸がんのリスクを上げる食材と結論づけています。

しかしその一方で、肉は貴重なタンパク源です。僕たち人間の体は、水分を除くと約50%はタンパク質からできています。

また、**肉は人間が体で作ることができない必須アミノ酸を含んでいます。血液を作るうえで大事な栄養素となるビタミンB_{12}を摂取するためにも肉は必要不可欠です。**ベジタリアンやビーガンのように動物の肉を制限する人たちは、このビタミンB_{12}が足りなくなって、命を落としてしまうこともあるほどです。

健康寿命を延ばすためには、お米や野菜中心の粗食を心がけるよりも、むしろお肉をしっかり食べてタンパク質を摂取するほうがいいと、僕もよく患者さんにお伝えしています。実際、100歳以上の高齢者は、平均的な日本人と比べて多くのタンパク質をとっており、しかもそのうちの6割近くが動物由来だという研究報告もあります(平均的な日本人は5割未満)[*1]。

「じゃあ結局、肉はいいの？　悪いの？　どっちなの？」と悩んでしまいますよね。要は、肉には一長一短があって、いいとも悪いとも言いきれないということです。

それならば、肉の何がいけないのでしょう？　また、赤身肉と食肉加工品はどちらがより危険なのでしょうか？　適切な肉の摂取量はあるのでしょうか？　こうした疑問を解決するために、僕がよく患者さんにお伝えしていることをお話ししましょう。

まず赤身肉については、毎日100g以上摂取すると、大腸がん・乳がん・脳卒中・前立腺がんのリスクが上がるという報告があります（ただしこの報告については、一貫した結果が得られず断定できないともされています）。赤身肉は、一見、体によさそうなので気をゆるしてついついたくさん食べてしまいそうになりますが、**必要以上にとりすぎればよいものも毒になります。**定番の肉料理であるハンバーグは、1個に150gほどの肉が使われています。

次に食肉加工品です。国際がん研究機関の発表によると、食肉加工品を毎日50g以上摂取している人は、前立腺がん、乳がん、大腸がん、すい臓がん、脳卒中、心血管疾患など、ほとんどの研究対象疾患でリスクが増加したということです。[*2] こちらは長期保存を可能とするために塩分や保存料が多く使用されているのが、健康リスクの原因かと考えられます。例えば、食肉加工品の添加物として使用が認められている亜硝酸塩においては、ラットを用いた実験で、肝臓がんや胃がんとの関連が指摘されています。[*3]

赤身肉であれ、食肉加工品であれ、完全に遠ざける必要はないものの、とりすぎには注意ということです。

僕はお肉を食べたいときには、赤身肉ではなく鶏肉を積極的に選んでいます。鶏つくね風のハンバーグや、鶏胸肉やささみをゆでた鶏ハムは、とてもおいしいです。

過度に肉を恐れて、完全に禁止する必要はまったくありません。守れる程度のボーダーラインを決めておくのがいいのではないでしょうか。僕が患者さんにお伝えする、基本のボーダーラインは左のとおりです。僕自身もこれを守っています。**ハムやソーセージは大好きなので、ボーダーライン内でうまく付き合っていくつもりです。**

僕が患者さんに伝えている肉との距離感

▼健康長寿には、お肉はガッツリ食べるほうがいいが
赤身肉より鶏肉が◎で、
食肉加工品は1回50gまでを週2~3回が目安

なお、肥満や脂質異常症の方は、肉を食べる際はできるだけ脂肪の少ない部位を心がけましょう。

また腎臓に疾患のある方は、タンパク質をたくさん食べると、腎臓に負担がかかります。自分にとって適切な量をかかりつけ医に相談してみてください。

動物性タンパク質は健康長寿の要です

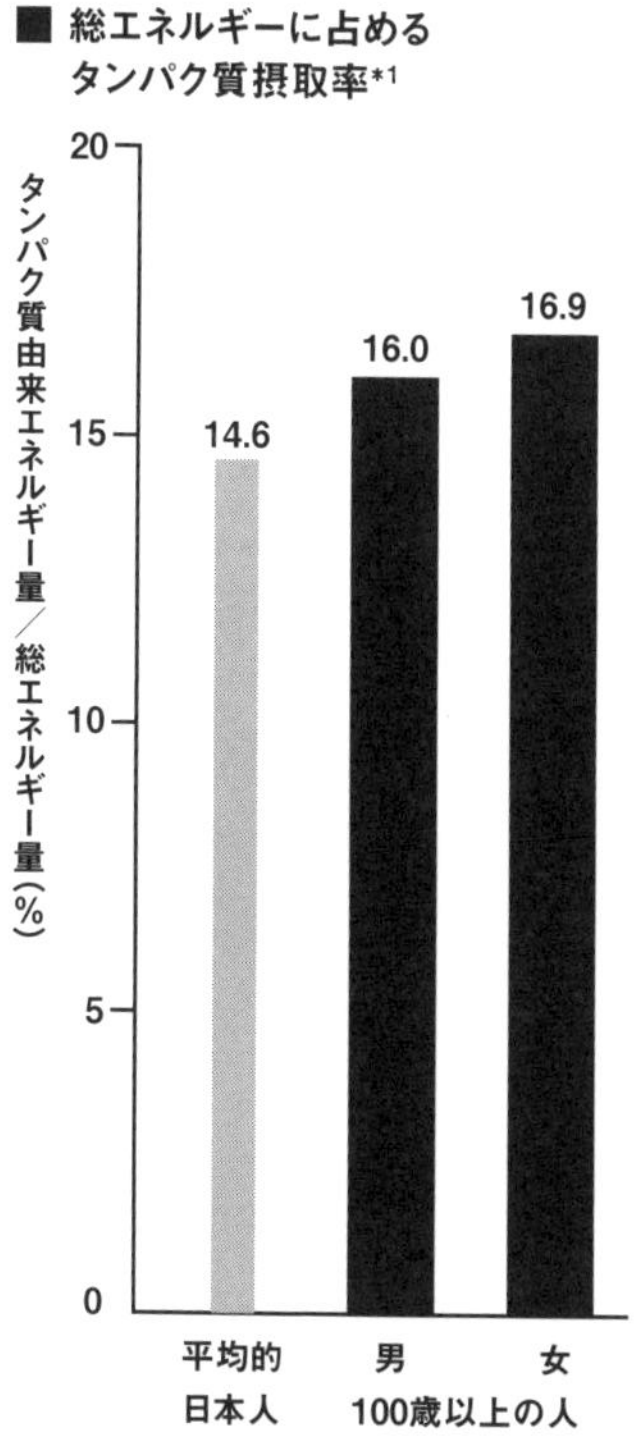

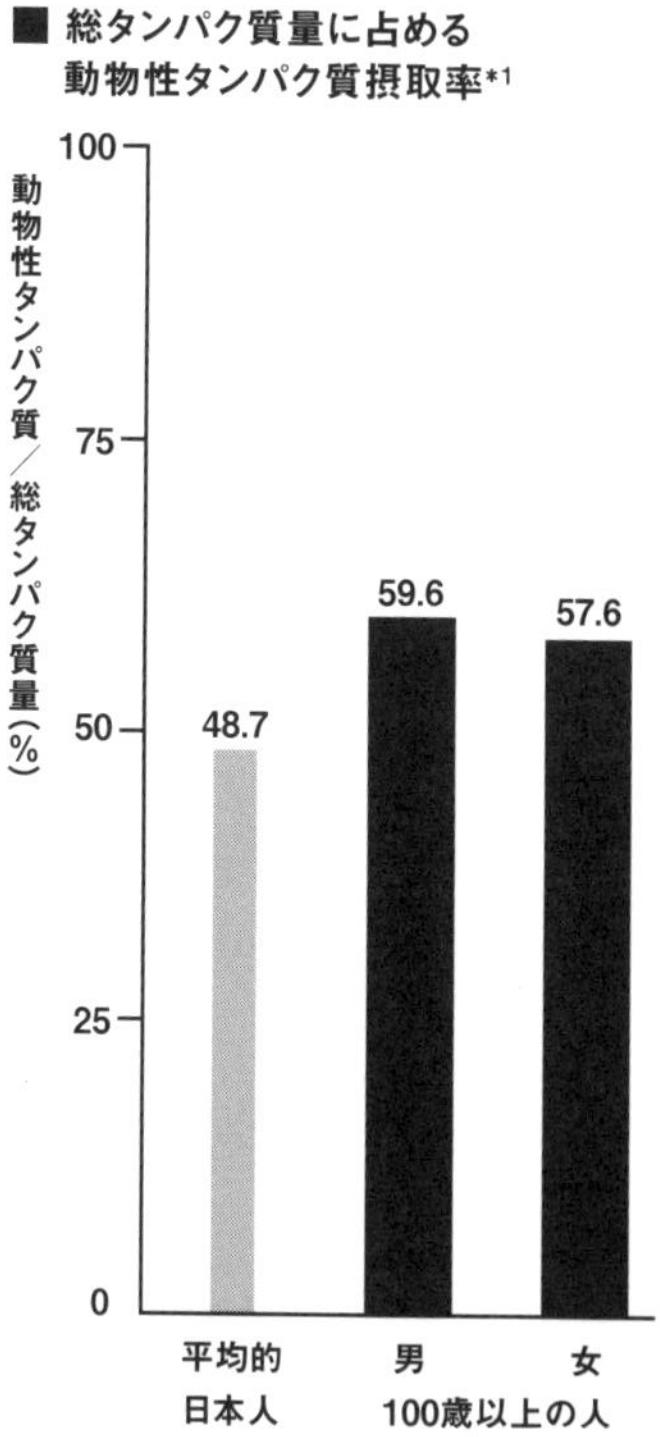

100歳以上の男女94名の食事に関する調査結果です。総エネルギー量のうちにタンパク質が占める割合が多く、しかも肉などの動物性タンパク質を積極的にとっていることがわかりました。

第2章
09

完全禁酒は不要ですが「楽しい休肝日」を設けては

「お酒は依存性があるからやめたほうがいい」と思っている方はおおぜいいらっしゃるでしょう。

たしかに、お酒をつい飲みすぎてしまう人や、飲みすぎが原因で肝臓に障害をきたす人、命を落とす人がいるのは事実です。一方で、酒を楽しみとして、健康な範囲で飲み続けたいという人もいます。僕もその1人で、週末は大好きなクラフトビールを楽しんでいます。

ここでは「お酒を飲むならこれぐらい」という内容で、病気との関係や、適度なお酒の量について考えていこうと思います。

その前に、僕の外来にいらっしゃるBさんに教わった、楽しく休肝日をつくる方法をご紹介させてください。

Bさんは、コレステロール値が高めなのと、更年期障害の症状で通院中です。60代ですが、自分で小さな居酒屋経営をしているパワフルな女性です。

診察室でこの方法を聞いたときには思わず「それはいい方法ですね！」と、僕もテンションが上がってしまいました。その名も「ルーレット休肝法」です。

僕の外来での診察は、世間話から入ることが多いのですが、その日のBさんの診察も、まず天気の話からはじまり、以下のような会話が続きました。

「最近暑いですよね～」

「ビールがおいしくて困っちゃうよね～。でもこれ以上、体重が増えたら、コレステロールも心配だしさ」

「やっぱり毎日のビールは欠かせませんか？」

「いや先生。それが私、いい方法を思いついたの。普通の缶ビールとノンアルコールビールをごっちゃにして、冷蔵庫のいちばん上の段に置いておくの。冷蔵庫の中を見ないようにしてビールに手を伸ばして、普通のビールだったらラッキー！　ノンアルコールだったら残念だけど、その日はそれで我慢するようにしているのよ。
自分の意志ではなかなかノンアルコールを選べないけれど、これならルーレットみたいで、毎晩ちょっとしたゲーム感覚で続けられるんです。ドキドキして、楽しいのよねぇ」

Bさんのがんばらない休肝日ルール

▼冷蔵庫のいちばん上の段に、
普通の缶ビールとノンアルコールビールを
ごちゃ混ぜにして入れておき、缶を見ずに手を伸ばす
（ルーレットゲーム感覚で、楽しく休肝日を設けられる！）

なんというすばらしい発想！　僕は感心しました。

「ノンアルコールを選ぶ」「甘いものは食べない」「揚げ物は食べない」のような我慢を強いる行為には、意志の力が必要です。**しかし意志の力は弱いもの。我慢し続けるのは難しく、がんばっていても、心身が疲れていたりすると、意志は簡単にブレます。**

ちょっと小難しい話になりますが、「ナッジ」（nudge）という行動理論があります。ナッジとは英語で、「軽く背中を押す」ことを意味します。

行動を意志の力で強制するのではなく、ちょっとしたきっかけを作ったり環境を整えたりして、無意識のうちにいい選択ができるようにさせることです。

Bさんのルーレット休肝法は、まさにナッジの好例です。

「今日は疲れているからビールを飲みたい」と思う夜でも、ルーレット法なら、自分の意志とは関係なくビールの種類を選べます。

Bさんは、普通のビールとノンアルコールビールを2：1の割合で混ぜているそうで、このやり方で、3日に1回の休肝日を設けることに成功されています。

ここで、アルコールと健康の関係についても考えてみましょう。アルコールが肝臓に悪いというのは、説明するまでもない事実です。加えて、乳がんのリスクや食道がんのリスクを上げることも報告されています。[*1] また、心筋梗塞などの心臓の血管が詰まってしまう病気のリスクについても、一定量の飲酒では下がるのですが、それを超えると増えるという研究結果があります。[*2]

それでは、「お酒を飲むならこれぐらい」という目安は存在するのでしょうか。

厚生労働省は、「適度な飲酒量は1日平均純アルコールで約20g程度」と示しています。[*3] 根拠となったのは、欧米人を対象としたアルコール摂取の研究です。その研究によると、男性は1日当たり純アルコール10〜19g、女性では1日当たり9gが、最も死亡率が低くなるとのことでした。[*4]

実は厚生労働省も、はっきりと「禁酒しなさい」とは言っていないのです。見方によっては、「お酒はちょっとなら健康にいい」とも受け取れますね（ちなみに、純アルコール20gとは、ビールなら中瓶1本、日本酒なら1合、7％の缶チューハイだと350ml1本です）。

しかし、こうした研究から「酒は百薬の長」「お酒は飲まないよりも飲むほうが長生きできる」と解釈してしまうのは危険です。

というのも、お酒を「適度な飲酒量」の範囲で飲める人たちは、食事全般を気遣う傾向があって、その影響で長生きしている可能性があります。

あるいは、まったくお酒を飲まない人は、金銭的にお酒を購入することができず、そのほかの栄養状態もよくないという可能性だってあります。

言うまでもありませんが、まったくお酒を飲まないという方が、無理に飲酒する必要はありません。

飲む習慣のある方は、1日平均純アルコールで約10〜20g程度にしておきましょう。

飲酒は、あなたの人生におけるお酒の立ち位置を考えたうえで、適度に楽しむことが大切かなと思っています。

健康を優先しすぎて楽しみを我慢して、幸福を見失ってしまっては本末転倒です。

健康長寿に禁酒の必要はありません

■ 飲酒量と死亡リスク*5

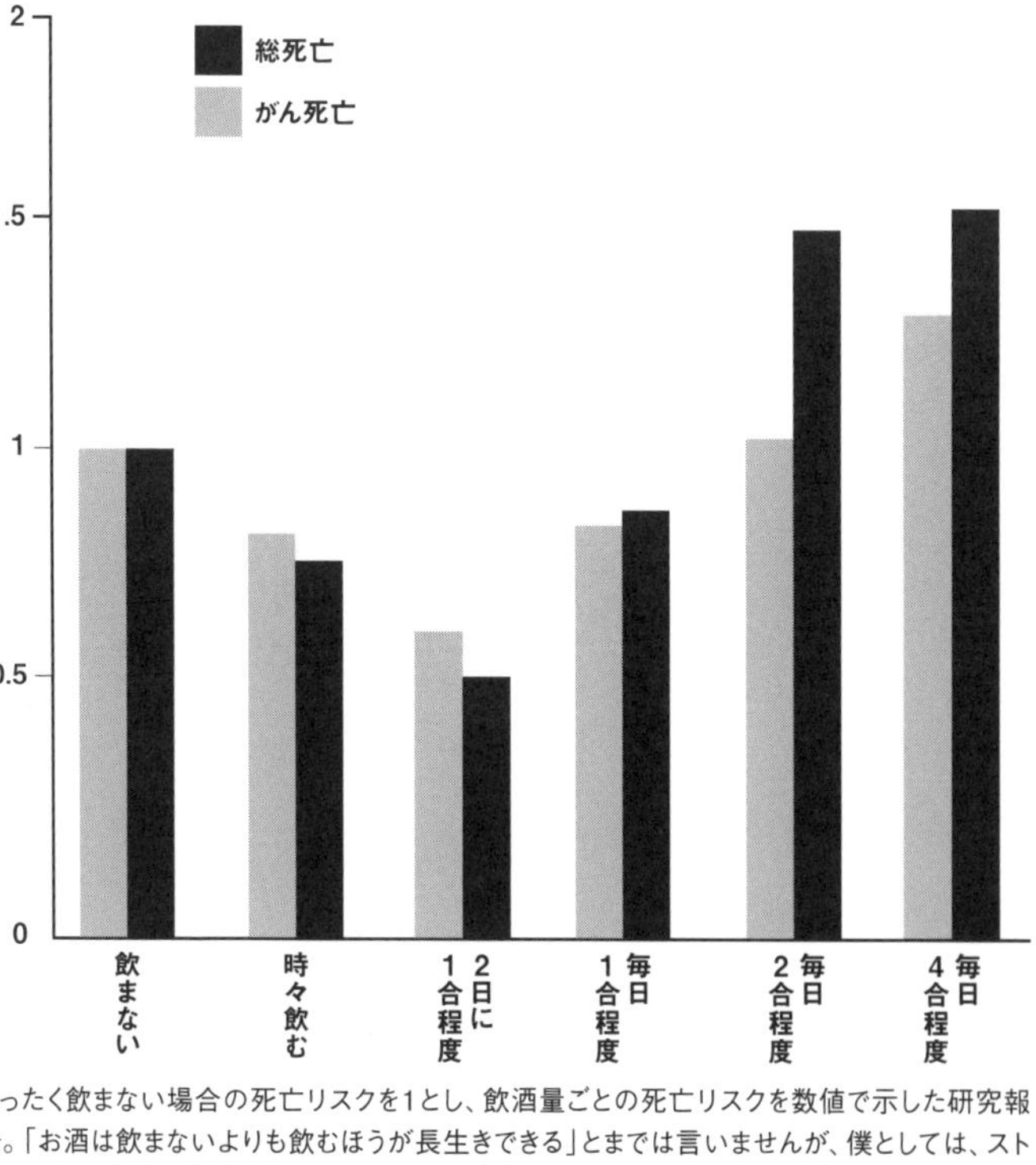

まったく飲まない場合の死亡リスクを1とし、飲酒量ごとの死亡リスクを数値で示した研究報告。「お酒は飲まないよりも飲むほうが長生きできる」とまでは言いませんが、僕としては、ストレスのない方法で飲酒量をコントロールし、何歳になってもお酒を楽しみ続けたいと思っています。

第2章 10

医学的によしとされる食べ物より もっと人を元気にする食べ物

Yさんは長く蕎麦屋を家族で営んできましたが、60代後半で認知症の症状が現れ、店は息子さん夫婦が引き継ぎました。

それでも奥さんと一緒に店に立ち、ときには「麺の水分が多い」とそんな言葉も出るほど、認知症になってもそばの味にはこだわり続けるような人でした。

しかし70代も半ばを過ぎ、もともと抱えていた腎臓病がしだいに悪化。ついには腎臓が働かなくなったときのことを考えなくてはいけないレベルになってしまいました。

腎臓が働かなくなると尿を作ることができないため、体に毒素が溜まってしまい危険です。毒素を取り除くために、血液透析や腹膜透析といった人工透析を行う必要があります。例えば、血液透析を行うようになると、週3日、1回につき3〜4時間も拘束されてしまいます。そうなると蕎麦屋の手伝いもままなりません。

Yさんはそうした治療を行ってまで生きながらえることを望んでいなかったので、腎臓が働かなくなったとしても透析は行わない方針となりました。また、いずれ通院も難しくなることが予想されたので、訪問診療が可能な僕の病院に、紹介されてきたのです。

白髪をオールバックできれいにそろえたYさんは、寡黙ですがときおり見せる無邪気な笑顔がまわりを和ませるような人でした。最初の診察で「**余計な治療はしたくない。今の仕事を続けたいです**」という言葉を聞いて、僕はYさんの強い意志を感じました。

前の病院では、腎臓に負担をかけないために、かなり厳しい栄養指導を行っていたようでした。もちろんどこの病院でも、腎臓の機能が低下してくると、塩分やタンパク質を制限することがあります。奥さんは病院の指導を守って、Yさんの食事の総カロリーや塩分量、タンパク質量まできっちり管理していました。

食事の管理はYさんも納得したうえでしたから、僕は本人と奥さんの努力を讃えながら、外来で管理を継続していました。


しばらくすると、Yさんに腎臓の機能の低下による倦怠感が出はじめました。通院が困難になってきた段階で、僕が訪問診療をすることになりました。その頃はもう食事量の低下が著しく、奥さんの出す食事をとることも難しくなっていました。

奥さんはだんだんと衰弱していくYさんを見て、何かできることはないかと考えを巡らせ、塩分制限をいっそう厳しくしたり、腎臓によいと聞いたサプリメントを試すようになっていきました。

しかし、何を試してもYさんの食事量は回復せず、むしろ低下していく一方でした。

僕はYさんに、食べたいものがないかと尋ねました。すると「やっぱり、そばが食いてえな」と言うのです。Yさんは蕎麦屋でありながら、腎臓が本格的に悪くなった1年前からそばを口にしていませんでした。

このまま食事を制限して衰弱していくよりも、なんでもいいので食べられるものを口にすることのほうが重要だと考えた僕は、奥さんに相談してみました。

「旦那さんのために、よくここまで蕎麦屋を一緒に手伝ったり、食事を細かく管理されてきましたね。

Yさんが今も生きて自宅で生活できているのは、奥様のおかげだと思います。

しかし、本人は腎臓の機能がだんだんと低下してきて、倦怠感もかなりあり、食事がとれなくなってきています、今はどんなものでもいいので、食べられるものを口にすることが、本人にとって大事なことかもしれません。

Yさんは先日、『やっぱりそばが食べたい』とお話しされていました。**僕の医師としての経験上、食べたいものを食べることは、誰にとっても活力を与えてくれる、いわば『生きる喜び』です。**

入院している患者さんでも、病院食は食べられなかったのに、家族の差し入れはペロリと平らげてしまうことはよくあります。Yさんの食べたがっているそばを、家族みんなでおいしく召し上がってはいかがでしょう」


僕の話を聞いて奥さんは戸惑ったようでした。

今まで少しでも腎臓に負担をかけないようにと考えて食事を出していたため、突然の僕からの提案に驚いたのでしょう。それでも最後は涙を浮かべ、「そうですね。あの人が愛した食べ物ですからね。出してみようと思います」とおっしゃってくれました。

次に訪問したとき、Ｙさんの顔はすこしふっくらしているようでした。奥さんから「先生のおかげで食欲が戻ってきました。息子の打ったそばを口にしたときに『うまいな』って言って、泣きながら笑っていたんです。ここ最近、あの人の笑顔を見ていなかったから、本当に嬉しかったです。先生、ありがとうございます」と聞いたときには僕もほっとしました。

Ｙさんはその後、アイスを食べられるほどに食欲が戻りました。そして束の間の幸せなひとときを過ごした後、旅立ちました。

奥さんは、腎臓によいと聞いたありとあらゆるサプリメントを買ってはＹさんに飲ませていましたが、最終的に効果があったのは、本人が長年愛し続けながらも、塩分が多いからと我慢していたそばでした。

医学的には摂取を制限されていたものが、結果的に事態を好転させたのです。

「食べたいものを食べる」ということには、僕たちが想像する以上の力があるようです。**食べたいものは人それぞれで、それによる幸福感を数値化することが難しいため、その効果についての研究は乏しい**です。ですが多くの医師たちは、実感としてわかっていると思います。

人生の最期まで「健康第一」を優先していては、「健康のためなら死んでもいい」という事態になりかねません。

あなたは人生の最期に何を食べたいですか？　「好きなものを食べる」という幸福感を、決して軽視しないようにしていただければ幸いです。

「食べたいものを食べる」ことは
僕たちが想像する以上に大きな
活力であり、生きる喜びです。

3章

何より老いを遠ざけるのは社会とのつながりです

第3章 01

孤独から離れることで回復する病気もあります

近年、社会とのつながりが希薄で「孤独」を感じる生活を送っていると、健康を大きく害することがわかってきました。そうは言っても、目で見てわかるリスクではないので、イメージが湧かない人も多いと思います。

実は「孤独はたばこ1日15本分のリスク」[*1]というデータがあります。たばこの吸いすぎで真っ黒になった肺の映像を見たことがある人も多いことでしょう。驚いたことに、孤独には、それと同等の健康リスクがあるというのです。

実際、**孤独が病気の発症、あるいは悪化させる要因となることは珍しくありません。**

僕の患者さんの中にも、孤独が引き金となって、病気を悪化させた人がいました。

Aさんは、糖尿病で通院している70代後半の男性です。僕が担当医になる前から、薬の飲み忘れと食習慣の乱れで、糖尿病の数値がかなり悪化していました。僕は最初、この患者さんは物忘れがひどくなって、それで薬の飲み忘れが増えてきたのではないかと考えていました。

しかし、Aさんの話を伺っているうちに、原因は孤独にあることがわかってきたのです。

1年前にAさんの奥さんが急に亡くなりました。それまでは夫婦仲よく散歩を楽しんだり、町内会の活動へも積極的に参加したりしていたと当時を懐かしむように話す一方で、独り暮らしになってからは家を出る機会もめっきりと減ってしまったと、とても寂しそうでした。

奥さんが亡くなってから、Aさんの生活にはメリハリがなくなり、毎日決まった時間に食事をとることができなくなってしまいました。それで薬を飲み忘れたり、ついつい口寂しくなってお菓子ばかり食べたりするようになって、糖尿病の悪化につながっていたのです。

僕は、Aさんにどう対処すべきか悩みました。

「飲み忘れを防ぐために、お薬ボックスを購入しましょう」とか、「血糖値が上昇すると危険なので、お薬を増やしましょう」とか、そうした提案が問題解決になるとは思えなかったのです。

悪化の根本原因は、奥さんを亡くされてからAさんの生活がガラリと変わったところにあるのです。その結果として、運動習慣・食習慣が

乱れているのです。

「俺はいつ迎えが来てもいいんだよ」と話すAさんの寂しげな表情を見ていると、孤独が健康に大きな影響を与えるとは、まさにこういうことなのだと実感しました。

Aさんは、その後さらに状態が悪化し、入院となりました。

僕は勤務中に少しの空き時間ができると、患者さんのベッドサイドの椅子に腰かけて、それまでの人生についていろいろな話を聞かせてもらっています。ある日、Aさんのベッドの脇の机の上に囲碁の本が置いてあることに気づきました。そういえば、お昼に病室を訪ねると、Aさんはよくテレビで囲碁の番組を観たり、本で囲碁の勉強をしたりしていました。

「囲碁、お好きなんですね」と声をかけると、Aさんは「昔は棋士を目指していたんだよ」と笑顔で答えてくれました。

そこで僕は、「この近くに囲碁サロンがあるから、囲碁を打ちに行かれてはいかがでしょう?」と提案してみました。

そのときのAさんは「ふぅん」という感じで、行くとも行かないとも言っていませんでした。

しかし、退院後のことです。最初の診察で僕の顔を見るなり、Aさんはこうおっしゃったのです。「先生、俺は今、囲碁を教えるので忙しいんだよ。薬は飲めているから心配ないよ」と。それまで聞いたこともないような明るい声とにこやかな表情は、今でも鮮明に心に残っています。

Aさんの血糖値のコントロールは、その後は順調に進み、血糖値はなんの問題もない状態に回復しました。

しかも後日、なんとAさんが囲碁の先生としてサロンで大活躍していることも伝え聞きました。

薬を増やすこともなく、食事の指導をすることもなく、囲碁を通した社会とのつながりが健康をもたらしたと言っていいでしょう。

薬の処方、食事指導、生活指導……それらの医師の働きなんて、ほんのちっぽけなことです。あのときのAさんにとって本当に必要だったのは、奥さんとともに失った「社会とのつながり」を取り戻すことだったのです。

Aさんとのご縁のおかげで、僕は医師として貴重な経験をさせてもらいました。今でもありがたく思っています。

Aさんが教えてくれた健康の要

▼「社会とのつながり」を作って孤独を回避することは、生活のメリハリを保ち、健康に過ごすために何より重要なカギとなる

この経験をきっかけに、僕は今、地域で「はこだて暮らしの保健室」という活動を行っています。地域の皆さんと社会との新たなつながりが生まれる場所とすべく、仲間と楽しく運営しています（詳しくは152ページをご覧ください）。

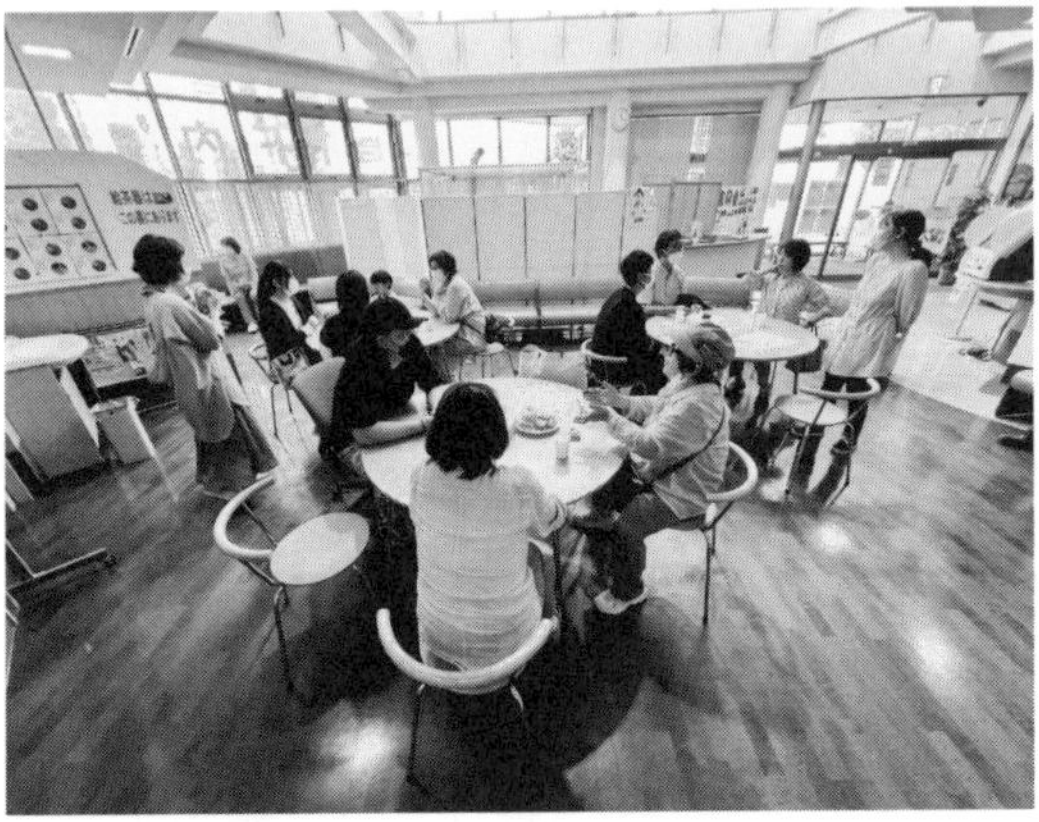

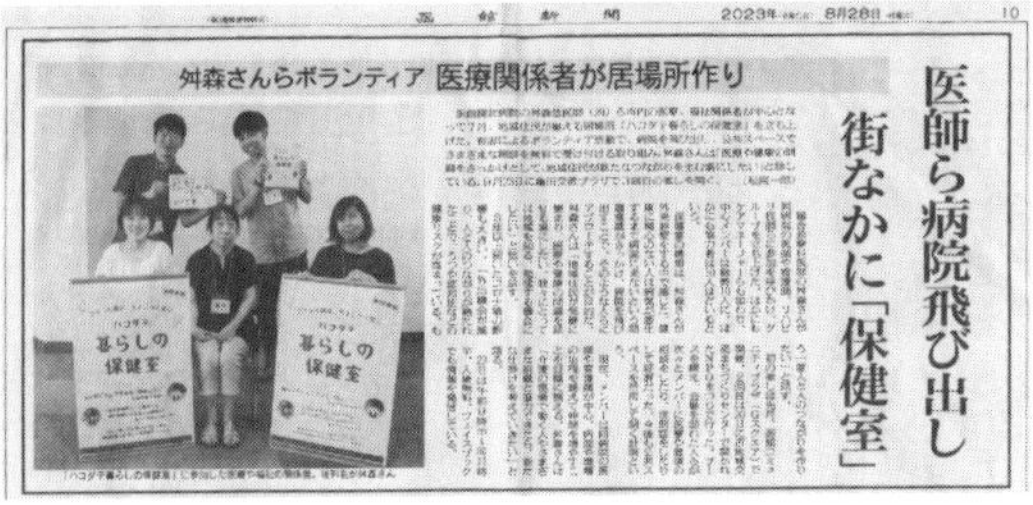
函館新聞　2023年　8月28日　10

医師ら病院飛び出し 街なかに「保健室」

舛森さんらボランティア 医療関係者が居場所作り

写真提供／はこだて暮らしの保健室

孤独は死亡リスクに直結します

■ 死亡リスクへの諸影響 *1

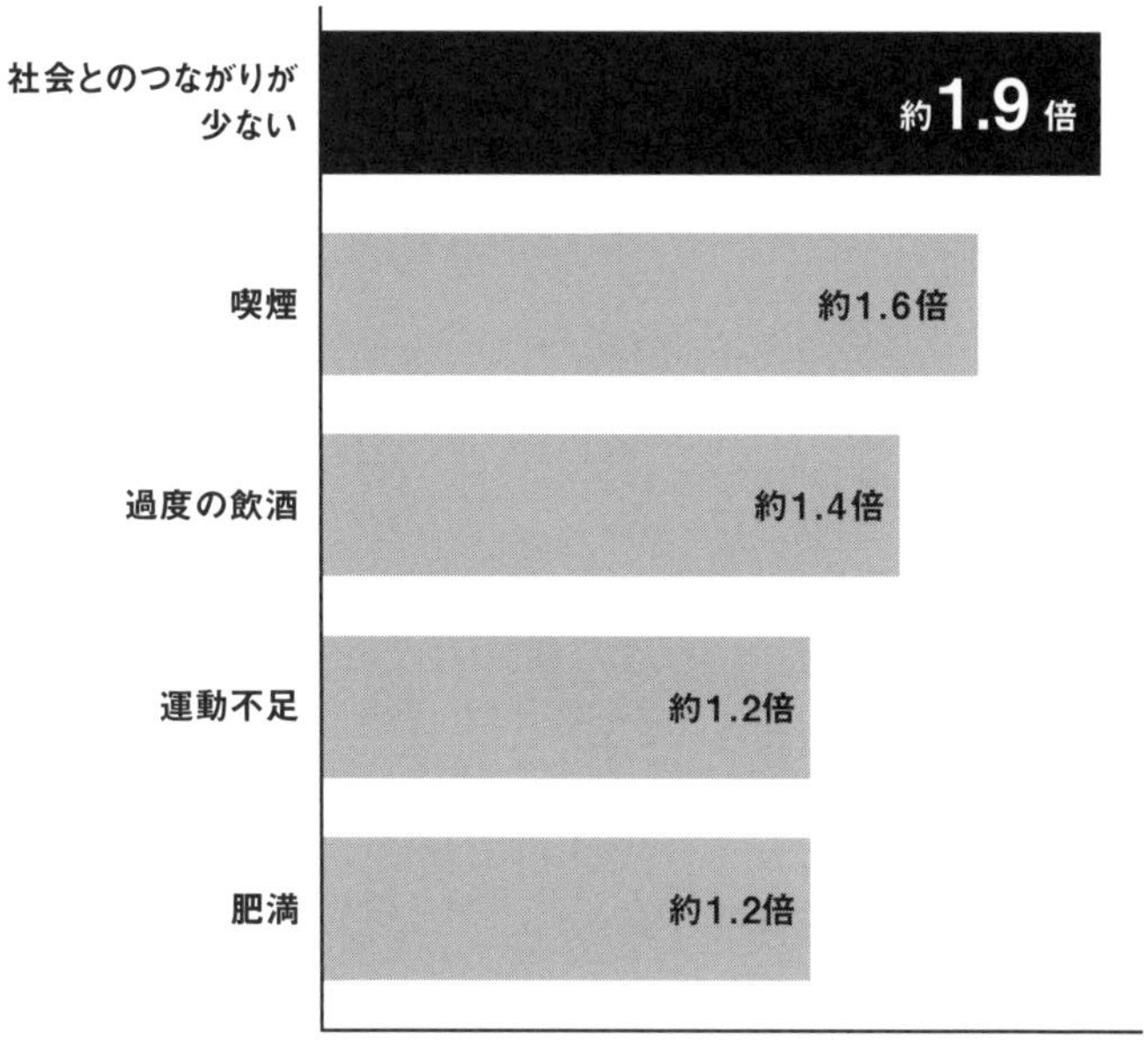

16歳以上の男女2万人が対象となった調査で、社会とのつながりが少ない人は、そうでない人よりも死亡リスクが1.9倍高まるということがわかりました。孤独は、喫煙や運動不足よりも死亡リスクが高まることがわかる、貴重なデータです。また孤独が、認知症の発症リスクを50%、脳卒中や心臓病（狭心症、心筋梗塞）の発症リスクを30%高めることも、別の調査で明らかになっています。*2 *3

第3章

02

会話

要介護を防ぐのは運動よりも仲間とのおしゃべりです

突然ですが、問題です。「スポーツクラブに通うものの、まったく運動をせずに居合わせた仲間たちとおしゃべりばかりしているA子さん」と「真面目にスポーツクラブに通い、1人で黙々と運動をしているB子さん」。2人の行動を比べたとき、どちらのほうが健康的だと思いますか？

なんと、より健康的なのはA子さんの行動です。

A子さんとB子さん、将来介護が必要になるリスクが低いのはどちらかというと、運動よりもおしゃべりしているほうが、介護リスクが低くなったという研究報告があるのです。[*1]

このような結果となった要因のひとつとして考えられるのが、「人とのつながり」の重要性です。前項でも述べたように、孤独感はたばこ1日15本分のリスクと同等とも言われています。さらに、**社会参加が少ない人や、人との接点が少ない人は、認知症の発症リスクが50%上昇する**といったデータもあります。[*2]

また、たくさんの患者さんを診ていると、人とのつながりがある人ほど活力があると感じます。

例えば、80歳になるWさんはいつでもパワー満載の女性です。いつもきれいにおしゃれをしていて、若々しく、Wさんの笑い声が診察室に響くと、僕たち医師も看護師さんたちもつられて笑ってしまいます。

そんなWさんは、地元の町内会館で行われている高齢者向けの運動教室に通っています。ところが彼女は、ひざが悪くて運動できません。それでも教室に出かけて、仲間のみんなにお茶を淹れたり、会場の準備やあと片づけを手伝ったり、そしてたっぷりのおしゃべりをしてくるのだそうです。

Ｗさんは、運動教室に行くことが楽しみでしかたないと話されています。このような、一見なんの健康効果ももたらしてくれないように思える行動が、実はＷさんの元気の源になっているのだろうと私は考えています。

Ｗさんが教えてくれた運動教室の楽しみ方

▼運動できなくても、楽しいなら通えばいい
仲間とたっぷりおしゃべりするのも
運動教室のりっぱな楽しみ方のひとつ

ところでＷさんは、運動こそできないものの、「最近できた近所のパン屋さんに友だちと行ってきたの」「来月はみんなでラベンダーを見に行くから、薬を来月の分も処方してくれない？」などと、

日々の生活は非常に活動的かつ社交的です。いつも何かに興味を持っていて、仲のよい知り合いたちと積極的に出かけていきます。よく動き、よくしゃべっていれば、夜によく眠れます。よく眠れるなら、結果的に、たくさん運動をしたのと同じです。

これまでの研究では、介護リスクというと、年齢とともに筋力が低下するのがよくないとか、転倒や骨折がよくないとか、そうしたことが注目されがちでした。[*3] それで、要介護を防ぐには筋力低下を防ぐ運動が最も重要と言われていたわけです。

しかし、運動が得意じゃなかったり、腰やひざが痛くて思うように動けなかったりする人が、無理に運動する必要はありません。

それよりも、**人とのつながりを感じられる地域の活動やサークルに参加したり、人と会うために出かけたりするほうが、人生は豊かになりますし、ご機嫌に過ごせるのではないか。** Wさんをはじめとした患者さんたちを診ていると、僕にはそう思えるのです。

第3章
03

人の役に立てる場所は仕事を引退してもいろいろあります

脳出血後の手のしびれで外来に通院しているMさんは、80歳前半の女性です。赤い縁のメガネがよく似合い、紫色に染めた髪はいつもきれいにセットされ、おしゃれな方だというのが第一印象でした。また、話し方も品がよく、ご自身の症状の説明もたんたんとされるのですが、どこか表情が暗いのが気になりました。話を聞いているうちに、手のしびれだけでなく、血圧や体重のことなど、いろいろなことが気になり、心配していることがわかりました。

外来で通院しながら、気にしていた症状が落ち着いてくると、Mさんの表情も明るくなり、だんだんと笑顔が増えてきました。

互いにプライベートな雑談もできるようになったところで、僕は

Mさんに「昔はお仕事をされていたんですか？」と何気なく質問してみました。するとMさんはこんな話をしてくださいました。

「昔は近くで喫茶店をしていたんです。45年間営業していたんですけれど、脳出血をきっかけに店は閉じました。死ぬまで現役と考えていたから残念でした。

でも**最近は症状が落ち着いてきたので、新しい挑戦をはじめることにしました。**ご近所さんから『また喫茶店を開いてほしい』という声が多かったので、喫茶店があった場所を無料で開放して、そこをご近所さんたちのたまり場にしています」

僕はびっくりしました。まさに私がはじめた「はこだて暮らしの保健室」（詳しくは152ページをご覧ください）のような場所を、Mさんも、ご近所の仲間たちと作っていたのです。

その頃のMさんは、最初に出会ったときとは見違えるほどの笑顔と明るいトーンの声で話すようになっていました。これが本来のMさんの姿なのでしょう。
その後も、Mさんの交友関係の広さに僕は何度も驚かされました。そして、病気を乗り越えて新たな挑戦をするエネルギーはここから来ているのかと納得したのです。

ほかにもMさんは、町内会で発行するチラシを家々のポストに入れるボランティアもしています。あるときはご近所さんの通院の付き添いということで、院内でばったり出会ったこともありました。そして愛するペットのために、毎日ドッグランへも行きます。
Mさんのようにさまざまな社会的役割を持つことが、実は、死ぬまで健康でご機嫌に過ごすための秘訣となっている可能性がある気がしています。

社会的役割を担うことは、意外と難しくありません。

孫の世話をするときの自分。

ご近所さんと付き合うときの自分。

パートナーと過ごしているときの自分。

スポーツクラブのコミュニティーにいるときの自分。

ペットをかわいがる自分。

仕事やボランティアに従事している自分。

どうでしょうか。誰でも複数の社会的役割を担っていると思いませんか？　いろんな自分がいれば、それだけ社会とのつながりの窓口が増えます。


この章の冒頭でもお話ししましたが、社会とのつながりがなくなると、病気の発症や悪化のリスクが高まります。**社会とのつながりが、喫煙・飲酒・運動習慣・肥満よりも寿命に影響することも、徐々に明らかになっています。**[*2]

Mさんはいろいろな場所で、いろいろな役割を担い、そこで知り合ったいろいろな人とかかわっています。そうした過ごし方は、Mさんの健康の向上や認知症予防に好影響をもたらしていると考えられます。

しかし、健康に年齢を重ねている誰もが、そのように過ごしているわけではありません。

年齢を重ねるごとに、社会とのつながりが少しずつ絶たれていく。顔を合わせる人が固定化して、家族、ご近所さん、スーパーやコンビニの店員さんなど、身のまわりの限られた人たちになってくる。そんなふうにおっしゃる方は少なくありません。

それでも、誰ともつながらず孤独でいるよりはずっといいです。まずは、家族やご近所など今ある当たり前のつながりを大切にすること。そのうえで、もしできれば、地域の活動などにも目を向けて、自分とは異なる背景を持つ人とのかかわりを積極的に増やしてみるのがお勧めです。

自分と同じような背景を持つ人より、自分とタイプの異なる人との関係性を大事にしているほうが、認知機能低下の抑制につながるという研究報告[*2]があるからです。

楽しそうな集まりがあれば、遠慮したり恥ずかしがったりしないで、どんどん参加して、いろいろな人と触れ合ってみていただきたいです。

Mさんは今、僕の「はこだて暮らしの保健室」にも頻繁に参加してくれています。いつもいろいろなご友人たちを連れて、場を盛り上げてくださるので、Mさんが来るのが僕も楽しみです。

最近では、「Mさんの喫茶店で『出張はこだて暮らしの保健室』をやりましょう」という話もあり、実現に向けて計画を練っているところです。

第3章
04

「しぶしぶ」付き合うよりも心地いい関係性を大切に

骨粗鬆症と不眠症で僕の外来に通っているOさんは、独り暮らしをしている80代前半の女性です。Oさんは花が大好きで、自宅でも園芸を楽しんでいます。外来へ来るたびに、今の季節はどんな花が咲いているかを教えてくださいます。

そんなふうに毎日を花とともに楽しんでいるOさんですが、数年前に足を骨折してからは、遠出はしていないようです。それでも、介護サービスなどは利用せず、自立した生活を送られています。

Oさんの人間関係は限定的です。Oさんが普段付き合っているのは、花の栽培を教えてくれる90代の女性Aさんと、Oさんと一緒に、Aさんから花の栽培を教わっている女性だけだそうです。

でも「楽しくやっているのよ」とニコニコ話してくださるOさんを見ていると、小さいながらも心地いいコミュニティーで過ごされている様子がよく伝わってきます。

とはいえ、Oさんが、地域でのかかわりが少ないことは気になりました。そこである日、おせっかいを承知のうえで「町内会とかには参加されないのですか？」と伺いました。するとOさんは「人がたくさん集まるところは苦手なのよ。それよりも、安心できる仲間たちと黙々と庭をいじっているほうが、私の性に合っていて楽しいのよ」と話してくださいました。

健康に生きていくために、人との付き合いは大切です。でも、無理にあちこちとつながる必要はないのです。社会参加がいくら大事とはいえ、楽しくなければ本来の目的は成されません。

孤独で家に引きこもっていると、死亡リスクが2・19倍にも高まる

という研究報告があります。[*1] しかしその一方で、**「しぶしぶ」と社会参加をしても、期待される健康効果は得られにくい**という報告もあります。

また、自発的に社会活動に参加している人は、そうでない人に比べて、自立できなくなるリスクを約半減できます。しかし、興味のない活動に無理に参加している人の場合は、活動していない人と比べて、死亡リスクはほとんど変わらないそうです。[*2]

「やりたい！」「楽しい！」という気持ちで社会活動に参加してこそ、健康面でも有益なのだと言えそうです。

「孤独は死亡リスクを高めるから」というのを鵜呑みにして、無理をしてまでいろんな人と付き合うのでなく、自分が本当に楽しいこと、心地いいことを自分軸で決めて生きていくスタイルは、人生の最期までご機嫌に生きていくにはとても大事です。Oさんは、そのことに気づかせてくださったのでした。

人と付き合い、外に出かける暮らしは寿命を確実に伸ばします

■ 孤立と閉じこもりの影響を示す生存曲線*1

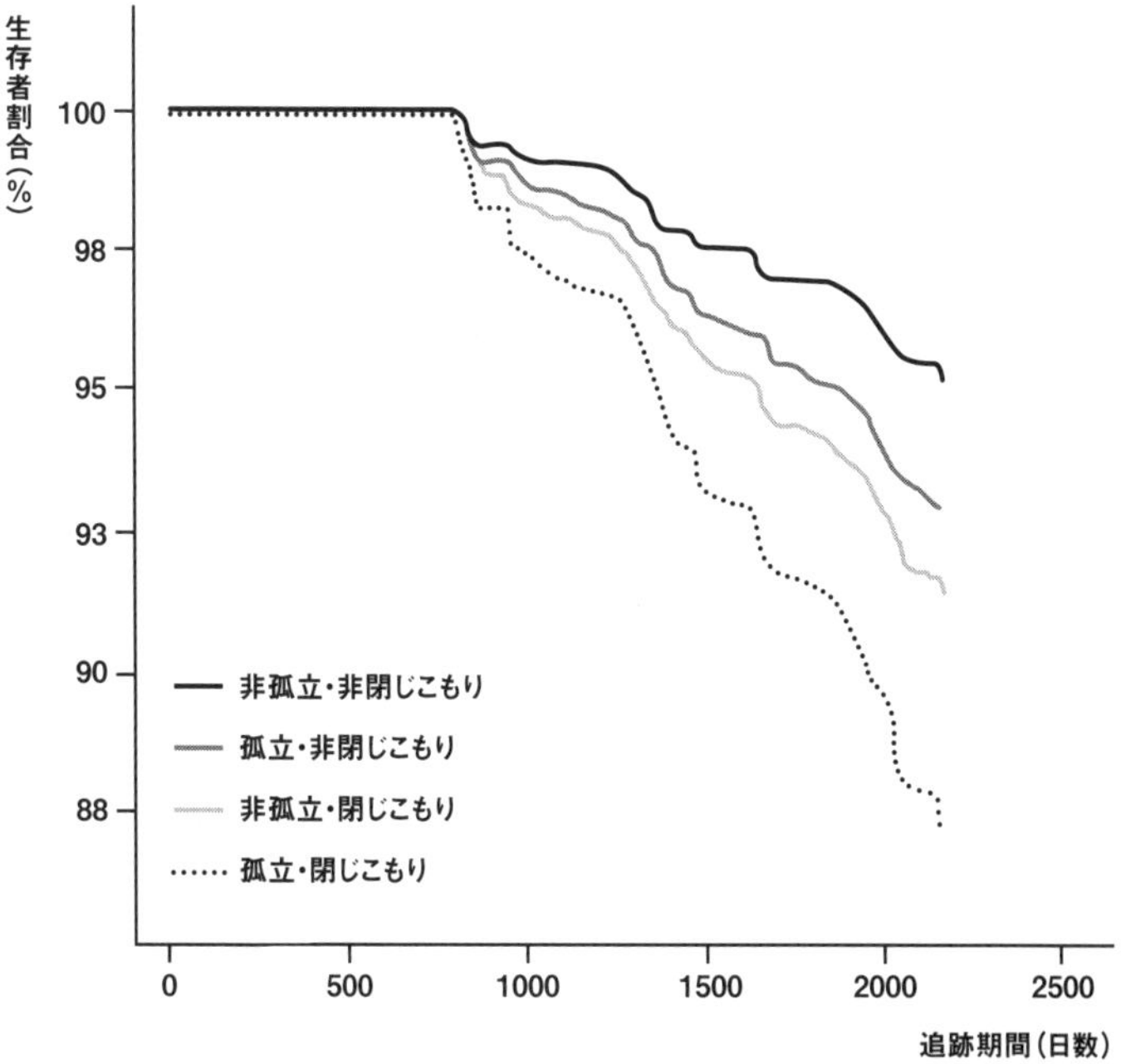

日本で行われた調査で、約1000名の高齢者を6年間追跡した結果をまとめたデータです。社会的孤立（同居家族以外とのコミュニケーションが週1回未満）と閉じこもり（外出が週1日未満）の両方に当てはまらない人と、両方に当てはまる人では、6年後の生存率に大きな差が見られました。このデータによれば、孤立と閉じこもりでは、閉じこもりのほうが寿命を縮める影響が大きいようです。

第３章
05

介護

ヘルパーさんといい関係なら最期の日まで幸せに生きられます

僕の訪問診療の患者さんの中に、100歳を超えて独り暮らしをされている女性がいました。やや年季の入った2階建ての住宅で、1日中ベッドの上で横たわって過ごしていたFさんですが、心強い仲間がいました。

その人はFさんのために食材を購入して食事の準備をし、1日3食を提供し、寒い日にはストーブをつけて、Fさんの大好きなテレビ番組もつけてくれます。それは、Fさんのヘルパーさんです。彼女はFさんのことを熟知していました。

Fさんは介護保険を利用して、1日3回ホームのヘルパー（訪問介護）を利用していたのです。

ご主人はすでに他界し、家族もおらず、動くこともままならない状態になっても、それでもFさんはご自宅で生活されていました。それが叶ったのは、**認知症が進行する前、まだ意志表示がハッキリできているうちに、「入院したくない」と自らの生き方を周囲に明確に伝えていたからです。**

Fさんの生活を支えていた存在は、何十年もの付き合いになるヘルパーさんのほかにもう1人いました。ケアマネージャーさんです。ある朝、ヘルパーさんが朝の様子を見に行ったとき、Fさんは穏やかな顔で眠るように亡くなっていたそうです。

連絡を受けた僕が臨時往診で駆けつけたとき、Fさんの横ではヘルパーさんとケアマネージャーさんが、家族のように涙し、別れを惜しんでいました。3人が強い絆で結ばれていたことが、僕にもよくわかりました。

介護保険サービス（以下、介護サービス）に、「自立した生活ができなくなると、受けざるを得ないもの」のようなマイナスのイメージを持っている人も多いようです。しかしサービスをうまく利用すれば、Fさんのように、最期まで自分の人生を支えてもらえます。

介護サービスで最もイメージしやすいのは、ホームヘルパーの利用でしょう。買い物、料理、家の片づけ、通院補助、食事の介助など、多くのことを手伝ってくれます。一般的に訪問診療が2〜4週間に1回なのに対して、ホームヘルパーは週1回から、多い場合は1日3回利用できます。頻繁に顔が合うだけに、利用者とヘルパーが良好な関係を築いているケースも多いです。

私たち医療者は、患者さんの日々の変化をヘルパーさんから教えてもらうこともしばしばあります。「〇〇さん、お薬が飲みづらいそうです」「〇〇さん、デイサービスの回数を増やしたいそうですよ」

など、医師にはなかなか話さないこともヘルパーさんになら話せるというのはよくあることです。ヘルパーさんからの情報のおかげで、診療の質が大きく改善することもあります。

年齢を重ねれば、だんだん人付き合いの数もバリエーションも限られてきます。そんな老後に待っている新たな出会いのひとつが介護サービスなのだと、前向きに考えていただきたく思います。

ところで、介護に関する相談で多いのが、「うちの親はなかなか介護サービスやそのための介護認定を受けたがらないんです」という声です。しかし話をよく聞くと、どうも勧め方に問題があるようです。「お母さん、○○ができなくなってきたから～」というネガティブな言葉とともに介護サービスを勧めても、相手は「まだ大丈夫」と言いたくなるものですよね。

介護サービスの相手に伝わる勧め方のひとつに、「お金を気にする人に響く伝え方」があります。「介護サービスはいくらかかるかわからない」「余計なお金を使うのは嫌」という相手には、介護認定を受けるメリットを伝えてみましょう。

私たちは40歳になると介護保険料を支払います。介護保険は返還されません。現在、私たち日本人の平均寿命と健康寿命の差は平均で約8年。**多くの人は、人生の最終段階の8年間は誰かの手を借りて生きるわけですが、そのときのために払っているのが介護保険料です。**

「元気なうちに介護認定を受けておけば、のちのち通院のタクシー代とかいろいろ安くすむよ。介護保険料も払ってきたんだから、元を取らないと！」くらいの伝え方をすれば、「まあ、それもそうだな」と納得しやすいのではないでしょうか。

相手に伝わる勧め方の2番目は、「不安にアプローチする伝え方」です。「最近、困っていることはない？」と相手に寄り添った質問をすると、「買い物がつらい」「お掃除が大変」といった言葉が出てくるものです。そこで、「それなら介護サービスでヘルパーさんに来てもらえば、楽だと思うよ」と提案するのはどうでしょう。「できないならヘルパーさんを頼みなよ」と言われるのとは、相手の感じ方はまったく違います。

最後に3番目は「気持ちを表現する伝え方」です。
「私は遠方に住んでいるから、お父さんのことが心配だし、つらいの。お父さんにずっと元気でいてほしい。介護サービスを受けてくれたら私は安心できるな」と正直に伝えてみましょう。
「息子が心配しているならしょうがないか」とか「娘に迷惑をかけるわけにはいかない」と考えを改めてくれる場合は、よくあります。孫に言ってもらうのもいいと思います。

人生100年時代を最期までご機嫌に生きるため、介護保険制度をうまく活かしていただきたく考えます。

第3章
06

認知症でも社会とのつながりは維持できます

僕の病院の外来にいらっしゃるHさんは、80歳になってまもなく認知症の診断を受けました。現在は奥さんのサポートと介護サービスを受けていますが、病院には1人で元気に通われています。

きれいな白髪と白い口髭に、丸眼鏡をかけ、通院のときにはいつも小脇に茶色い革のバッグを抱えているHさん。ときに院内で迷ってしまうこともありますが、周囲のサポートを受けながら、問題なく1人での通院を継続できています。

少し前に、薬の内服を忘れがちな時期もありました。ですが今は、「お薬カレンダー」という、薬を1日分ずつ入れられるようにたくさんのポケットがついたカレンダーを上手に利用して、自分できちんと薬を管理されています。たまに忘れそうになったときには、奥さんが声かけしてくださるそうです。

Hさんの楽しみは、週1回のデイサービスで、大好きな麻雀をすることです。**「認知症になったら何もわからなくなる」と思ったら大間違いです。認知症でも麻雀はできます。**なぜなら認知症があっても、多くの場合には、昔覚えた記憶を呼び戻すのは問題がないからです。

そんなHさんに最近、困り事が生じました。行きつけの近所の100円ショップのレジが、すべて自動化して、セルフレジになってしまったのです。

レジが自動化してしまったせいで、買い物ができなくなってしまったと話す患者さんは珍しくありません。

しかしHさんは、そんなことくらいで、100円ショップでの買い物をあきらめません。最初は戸惑っておられましたが、行くたびに店員さんにセルフレジの使い方を教えてもらい、ついには自分で会計ができるようになりました。

Hさんを診療しながら学んだことがいくつかあります。ひとつは、多少の認知症はあっても悲観的にならず、周囲に頼りながら社会とのつながりを維持することの重要性。そしてもうひとつは、認知症となっても生きやすい社会の実現を、早急に進めていくべきであるという視点です。

Hさんが教えてくれた認知症の捉え方

- ▼認知症になっても、周囲に頼れる人がいれば社会とのつながりの維持は可能
- ▼認知症でも生きやすい社会の、早急な実現が必要

もちろん、認知症を予防できるのなら、予防したほうがいいです。

認知症の予防には、よく食べ、よく動き、よく眠るという、ごくご

く当たり前に健康によいと考えられていることが何より大切です。「食べ、動き、眠る」の3点セットは、認知症のみならず、動脈硬化の進行を防いで心臓病や脳卒中のリスクも減らします。つまり、健康長寿に直結するということです。

ただ、いくら一生懸命に予防したとしても、長生きすればするほど認知症のリスクは上がります。そればかりは避けられません。

そこで大事になってくるのは、**多少の認知症があっても、周囲がそれを受け入れ、認知症になったご本人が生き生きと暮らしていける環境作りです。**

「認知症にならないように、ならないように」「認知症になったら、何もわからなくなって終わりだ」と悲観的に考えすぎると、いざ認知症が近づいたときに、「もうダメだ」と考えて引きこもりがちになってしまいます。こうした風潮は、メディアや医学界の発信のしかたにも少なからず原因があると感じます。認知症予防ばかりを強調してしまうと、「認知症は嫌だ」「認知症になってはいけないんだ」という意識が、無意識のうちに強くなってしまいます。

しかし現実には、90歳以上の60%は認知症になります。寿命が伸びれば伸びるほど、認知症の人の割合は増えるのです。

望ましいのは、認知症はできるだけ遠ざけつつ、**「認知症になったら終わり」ではなく、「認知症になってもなんとかなる」**という姿勢です。そのためには、個人の考え方だけでなく、社会にも変革が求められます。かつて「身体障害者が階段を登れないのは、個人の責任」という風潮がありましたが、今ではバリアフリーな環境が当たり前のように社会に求められています。

認知症だって同じはずで、超高齢化社会で多くの人が認知症となるわけですから、社会が認知症でも生活しやすいように変革していく必要があるでしょう。僕は、そのような社会の実現に向けて、できることをやっていきたいと考えています。

90歳を過ぎれば約3人に2人は認知症です

■ 年齢別の認知症有病率

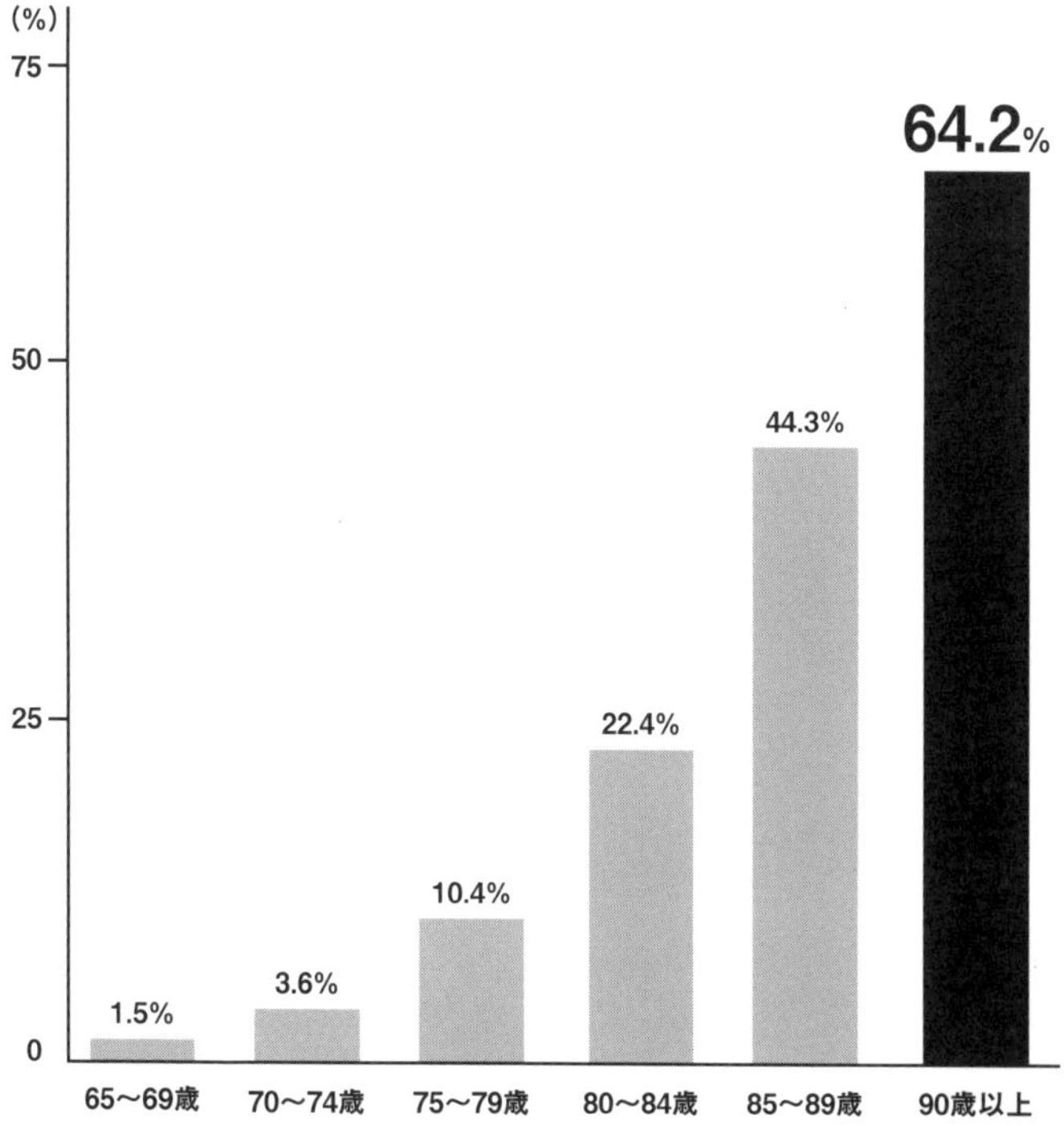

年齢を重ねれば重ねるほど、認知症の人の割合は増えます。よく食べ、よく動き、よく眠り、認知症を予防するに越したことはありません。でも僕としては、「認知症になったら終わり」ではなく、「認知症になってもなんとかなる」という姿勢も大切かと考えています。

第3章

07

何気ない話ができる心地いい場所がもっと必要です

私事ですが、私は祖母の家の近所に住んでいたので、祖母との思い出がたくさんあります。幼少期はよく食事に連れられ、また、いつもおやつに握ってくれたおにぎりの味も忘れられません。

現在、祖母は80代後半で独り暮らしをしています。少し前までは友人とカラオケやダンスに出かけたり、いけばな教室で楽しんだり、パワフルに過ごしていました。ところがコロナ禍となって、あれほど社交的だった祖母と社会とのつながりがぱったり途切れてしまいました。連日のコロナ報道で不安になってしまったのでしょう。よほどの用でもない限り、外出しなくなってしまったのです。

それ以降、コロナが一段落しても祖母は外出したがらなくなり、大好きだったカラオケにも行かなくなってしまいました。
外出の習慣が途絶えると足腰が弱まり、体力も衰え、何をするのも面倒になってきます。そうなれば社会的なつながりが途絶え、健康リスクが上がります。こうした悪循環がはじまると、老化の進行が早まります。

コロナ禍で外来患者さんと接していたときには、メディアで報道されている以上に、皆さんそれぞれにとって大切なつながりが絶たれている現実を見てきました。

「もう3年も孫に会えていません」
「外食に行ったのは1年前です」
「家から出られないので、どんどん体重が増えて」

このような言葉を、患者さん方から何度聞いたでしょう。また、つながりを失って、そこからドミノ倒しのように体調を崩していく患者さんも、何人も目の当たりにしました。

そうした状況に危機感を抱いた僕は、「このままほうっておいてはいけない」と今すぐできることを考えました。そしてスタートさせたのが、「はこだて暮らしの保健室」という活動です。

こうした活動は、もともとは訪問看護師の秋山正子さん（東京・新宿区）が「気軽に訪問看護や在宅ケアに出会える仕組みを」と手掛けられたものです。イギリスの取り組みを参考に、２０１１年に高齢化が進む大規模団地の一画に開設したのがはじまりです。*1

地域によっては、医療者が健康情報を発信している「健康教室」のような場所はあります。しかし、患者さん自身の病気体験や、通院するまでもないような心配事、介護の悩みなど、なんでも気軽に話せるような場所は少ないと以前から感じていました。

「誰でもいいから話を聞いてほしい」「特に話はないけど、居心地のいい空間でゆるいつながりがほしい」といったニーズに応えた場所を医療者が中心となってつくれば、話の中でポロッと出てきた医療・介護に関する悩みにその場でアドバイスもできます。

地域にそういう場所があることを住民の方々に認識してもらえれば、例えば「そういえばあそこのパン屋の奥さん、家族の介護のことで悩んでいるようだから、暮らしの保健室をお勧めしてみよう」ということにもなり、地域のネットワークが形成されていくことも期待できます。

私たちは、何かを解決してあげようというのではなく、お菓子や飲み物、そして安心できる空間を提供するだけです。ここでは地域の皆さんが主役です。**今まで話せなかったことや誰かに聞いてほしかったことを話していく中で気持ちが整理されて、一歩前に進める。そんなマラソンの伴走のようなケアを目指しています。**ときには、病気や人生において同じ体験をしてきた人たちで話が盛り上がることも。そんな楽しい化学反応も起きる不思議な空間なのです。

クチコミで知って、暮らしの保健室に足を運んでくれる人たちもいます。2回目の暮らしの保健室で出会ったEさんは80代前半の女性で、6カ月前にご主人を亡くされたばかりということでした。コロナ禍の病院でご主人は息を引き取ったそうです。まともに面会をすることもできず、ご主人に旅立たれてしまい、なかなか立ち直れないでいることを話してくださいました。

コロナ禍では感染対策として、ほとんどの病院で面会を制限していたため、最期の時間を家族でじゅうぶんに過ごせませんでした。それにより、家族側も心残りがあり、家族を亡くされた悲嘆からなかなか立ち直れないことが多くあったと思います。

「今も夫のことを思い出さない日はありません。こんなに時間はたっているのに、寂しくてしかたないんです。でも誰にも話すことができませんでした」

涙ながらに話すEさんに私はどう言葉を返していいかわからず、せめてその思いを受け止めようと、ただただ話を聴きました。

それまでにも、診療でお看取りをした患者さんのご焼香に行くと、遺族と話をする機会はありました。しかしどうしても、医療者と遺族という関係の中での対話となります。

Eさんとの会話は、暮らしの保健室というフラットな場だったからこそ、リアルな思いを聴くことができたのだと思います。こうした経験ははじめてで、今後の医師人生に活きる、たいへん貴重な経験となりました。

Eさんはそれ以降、暮らしの保健室に顔を出すことはありませんでしたが、しばらくしてEさんの友人から「『先生に話を聴いてもらって本当に助かった。楽になった』ってEさんが言ってましたよ」と教えてもらいました。

気の利いた言葉もかけられず、ただただ話を聞くことしかできませんでしたが、それでもEさんの一助となれたのかもしれないと安堵しました。

ただ話をする――社会的なつながりがより希薄になっているこんな時代だからこそ、話を聴いてもらうことがとても重要な意味を持つのだと思います。

話をする中で心が整理されたり、勇気づけられることもあります。それによって本人がもともと持っていた勇気や自己治癒能力を引き出すことができると僕は信じています。

後ろを振り向いたときに、安心を与えられるように、安心して前に進めるように、地域の方々に伴走させていただく。そんなケアを今後も目指していきます。

最後に僕の祖母ですが、周囲の促しもあって少しずつ外出するようになってきました。「外に出たほうがいい」とわかっていても、自分の意志だけではなかなかできないものです。そんな思いも受け止めながら、周囲が無理のない範囲で上手に促していくのがいいかと思っています。

楽しい外出機会がないと老化が進みます

■ 老化の悪循環

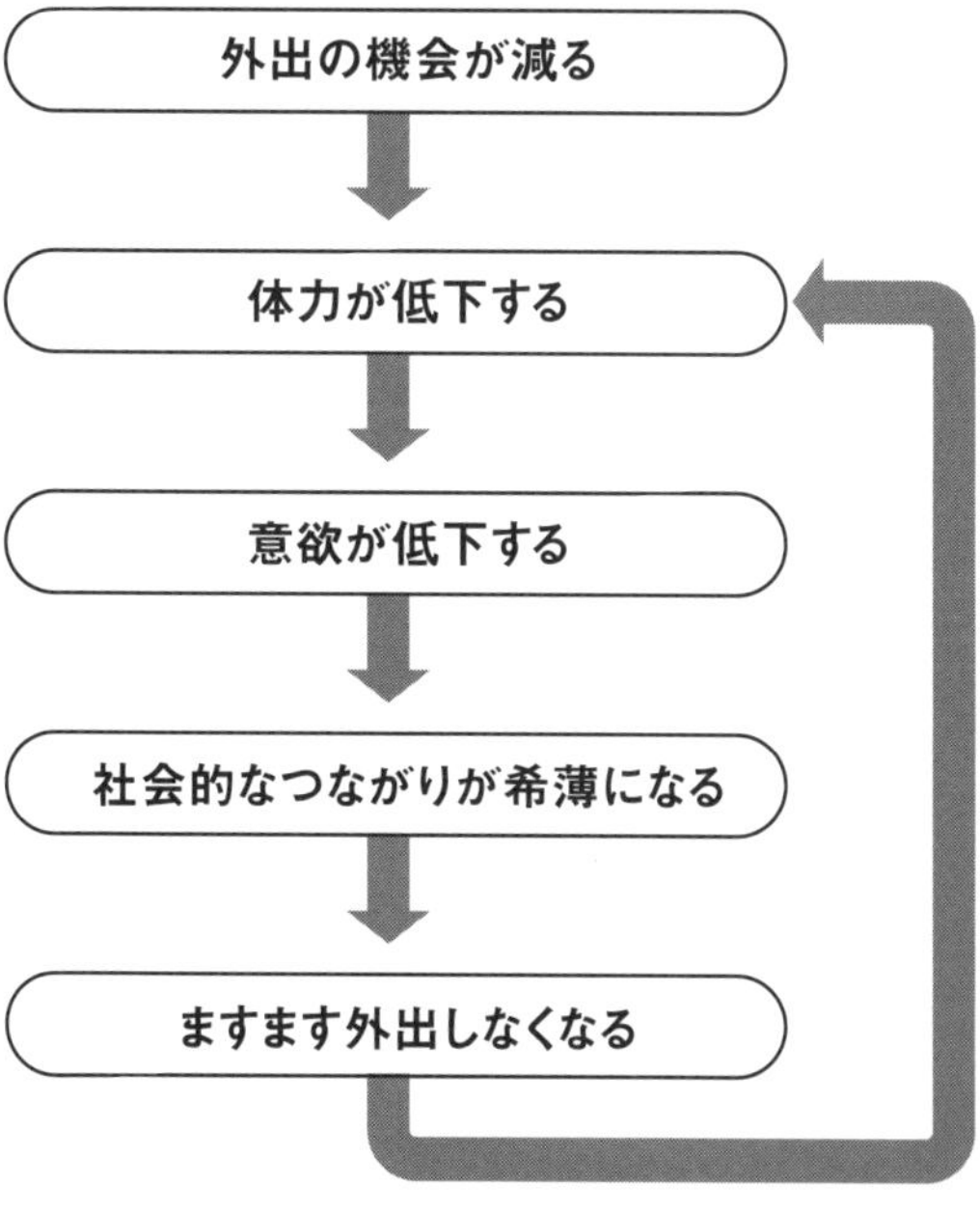

「なんとなく外出したくなる場所がある」のは、老化の悪循環を防ぐ大きな第一歩になると思って、何気ないおしゃべりができる場所、なんとなく行きたくなる場所づくりをはじめました(もちろん何気ない話だけでなく、医療従事者への健康相談ができるのも「はこだて暮らしの保健室」の重要なポイントです!)。全国にそんな場所が増えるといいなと思いながら、仲間と楽しく活動しています。

第3章
08

あなたの人生において大事にしたいことはなんですか？

この章では、僕が患者さんたちに教わった多くのことの中で、特に大切なのではと感じていることをお伝えしてきました。本章の最後にご紹介したいのは、現在70代後半のHさんです。

Hさんはもともと高血圧の治療で通院されていたのですが、診察室での会話の半分以上は奥様との思い出話。バイクのツーリングで奥様と出会った日のこと、一緒に全国の寺院を巡ったこと……。夫婦仲睦まじい写真も、スマホでよく見せてくれます。

あるとき、Hさんの体重が突然減り出し、背中の痛みを訴えるようになりました。簡単な検査をすると「膵《すい》がんの疑いあり」との結果でした。僕は専門医による再検査を強く勧めたのですが、Hさんはなかなか検査を受けようとしません。痛みがますますひどくなる中、時間をかけてお話を伺ってみたところ、大好きな奥様が認知症で、奥様を残して亡くなるのが怖く、検査を避けていたとのことでした。

「家内は認知症で、俺がいないと買い物もできない。たとえ認知症でも、2人で楽しく暮らしていこうって話したばかりなのに……」と話すHさんに、僕も胸が痛くなりました。

そんなHさんに、僕はふとこう聞いていました。「Hさんが、これからの人生で大事にしたいことはなんですか？」と。するとHさんは、「1日でも長く妻と過ごしたい」と即答されました。

Hさんの迷いない姿勢に、僕は無意識のうちに「助からないと決まったわけではありません。**奥様のために、検査を受けていただけませんか？**」とお願いしていました。Hさんは、奥様のことを思い浮かべていたのか、涙を流しながら頷いてくださいました。

検査の結果、Hさんはやはり膵がんでした。しかし奥様のために大変な手術と化学療法を乗り越え、現在も僕の外来へ通院しています。なんとHさんは、娘さんたちの協力のもと、かねてからの願いだった夫婦での金沢旅行も叶えました。術後の化学療法の影響でかなりやせてはいましたが、兼六園の美しい景色をバックにした写真で、奥さんと並んだHさんは最高にかっこよかったです。

僕はHさんから、「人生で大事にしたいこと」がハッキリ見えている人の強さを学びました。**大事なことが明確な人は、重い病気や苦痛があっても、幸福な時間を楽しんでいる**ように感じられます。

「おいしいものを食べたい」「孫の成人式を見たい」「仕事で人に喜ばれたい」「大好きな俳優の映画をもっと見たい」「父が94歳まで生きたから、自分は95歳まで生きたい」――大事なことは人それぞれ。どんなことでもかまいません。あなたは何を大事にしたいですか？一度ゆっくり考えてみてはいかがでしょうか。

4章

医師・病院・薬との いい距離感を提案します

第4章
01

なんでも話せる病院が1カ所あると心強いものです

「先生はなんでも話せるから助かりますよ。実は私の孫と同じ年齢なんですけどね」。これは、外来患者のNさんからいただいた言葉です。Nさんは僕を信頼して、なんでも相談してくださいます。患者さんとこのような関係性をつくることを、僕はとても大事にしています。

なぜなら患者さんにとって、信頼できる医師がいることは、いくつになっても健康に、安心して過ごすための何よりのカギだと言っても過言ではないと思うからです。

中学校の国語教師だったNさんは80代後半の男性で、はるかに年下の僕にも、いつも丁寧な言葉遣いで話してくれます。

そんなNさんは、数年前まで４つの病院に通って大忙しでした。ひざが悪くて整形外科。皮膚の軟膏をもらいに皮膚科。夜にトイレが近いので泌尿器科。そして高血圧と糖尿病で僕の外来です。計４名の医師から処方される薬は、10種類にもなっていました。

年齢を重ねるとともに、通院する病院が増え、薬も増えていくのはよくあることです（多剤服用というのですが、たくさんの薬を飲むことの健康被害は186ページをご参照ください）。しかし、**通院先が増えると体力的に大変なだけでなく、病院間で処方薬の把握が難しくなり、同じ薬が重複するというようなアクシデントも起こり得ます。**薬代も膨れ上がるため、経済的に厳しくなって、いちばん大事な薬を出されている病院への通院を自己判断で中断してしまうようなことも少なからずあります。

一度、Nさんに「たくさんの病院へ通院されるのは、大変ではないですか？」と伺ったことがあります。Nさんは「先生、心配しなくても私は大丈夫ですよ」と答えていましたが、それからまもなくひざの具合がかなり悪くなり、バスで遠方の病院へ通院するのが大変になってきました。

そこで他院の医師たちと連携をとり、病状に関する情報を共有しながら、Nさんのご自宅からいちばん近い当院の総合診療科でまとめて診察させていただくことにしました。Nさんは状態が安定しており、総合診療科でも対応できる状態でしたので、当院で一括フォローしつつ、悪化したときには専門科へ相談するという体制を、スムーズに構築できました。

お付き合いを重ねるうち、Nさんは徐々に、奥さんの物忘れが心配なこと、これ以上体が弱らないように運動をしたいこと、健診のこと、予防接種のこと……となんでも気軽に相談してくれるようになりました。

何科の医師でもいいので、気軽になんでも相談できる「かかりつけ医」[*1]を見つけることはとても大切です。**かかりつけ医の定義は「なんでも相談できるうえ、最新の医療情報を熟知して、必要なときには専門医、専門医療機関を紹介してくれる、身近で頼りになる地域医療、保健、福祉を担う総合的な能力を有する医師」**とされています。[*2]頼りになって、必要なときには専門家へつなげてくれる医師であれば、例えば眼科や皮膚科の医師がかかりつけ医でも、まったく問題ありません。

またNさんは、受付や待合室では看護師やスタッフたちとも仲よくなって、ちょっとした生活の困り事を看護師へ相談してくださることもありました。医師の僕だけでなく、病院のみんなでNさんのいろんな話題を共有できると、包括的にNさんを見守ることができます。

あるといいのは「かかりつけ医」だけではありません。医師、看護師、スタッフ全員を信頼できるような、「かかりつけ病院」があったらより安心です。「この症状ってどこの病院?」「家族の健康状態や介護について誰かに相談したいけれど、どこに行けばいい?」といった悩みは、かかりつけ病院がひとつあれば、1カ所で解消できます。

病院の診察は、どんなに長くても15〜20分程度。待ち時間のほうが長くなってしまうのは、よくある話です。その待ち時間に、病院のスタッフと関係性を築いてみるのはいかがでしょう。

医療者は、基本的におせっかいが好きな人が多いです(笑)。遠慮しないでぜひ気軽に話しかけて、なんでも話してみてください。無理な要求をしない限りは、むしろ快く対応してくれます。

逆に、「今通っている病院では、そういうことはしづらい」「なんだか自分には雰囲気が合わない気がする」という病院は、あなたのかかりつけには向いていないのかもしれません。

馴染みの喫茶店や居酒屋で、マスターや店員さんと気楽に雑談するように、誰もが身近な病院と気軽につながれたら、患者さんにとっても医療者にとっても、喜ばしいことだと僕は思っています。

病院ではぜひ、医師だけでなく
看護師やスタッフにも
積極的に話しかけてみて
いただきたいです。

第4章

02

年齢や状態によって検査項目を増やしたり減らしたりできます

「健康診断で『軽度異常』『要再検査』などと判定されて、不安な気持ちで病院へ行っても、結局は医師から『生活習慣を見直していきましょう』と言われるだけ。健診って意味あるんですか？」

健診を受けるたびに、メタボリックシンドロームや中性脂肪値で引っかかるようになった男性から言われた言葉です。

たしかに、同じような疑問を持ったことのある人は多いでしょう。ですが、健康診断で自分の体の状態を知って、脳卒中や心筋梗塞など命にかかわる病気を予防されている患者さん、健康診断のおかげで病気の早期発見、早期治療ができた患者さんも、実は意外とたくさんいらっしゃいます。

70代前半の女性であるSさんは、毎年誕生月に健診を受けるのを習慣にされています。Sさんは60代後半までバスガイドとして元気に働いていました。以前のSさんは、検査や病院が苦手で、職場の健康診断もずっと受けていませんでした。ところが50歳になった年、バスに乗っていても明らかにトイレが近くなったり、口が渇くようになったり、なんとなく体調に異変を感じたため、健康診断を受診したところ、糖尿病が見つかったのです。

糖尿病で血糖値が上がると、尿が大量に作られるようになります。それでトイレが近くなり、脱水状態でのどが渇いていたのです。

Sさんは家系に糖尿病が多く、遺伝もあって糖尿病を発症したようです。診察のときにSさんが、「健康診断だけは受けとかなきゃダメね。**なるべく病院には行きたくないけれど、手遅れになるのはもっと嫌**だから、健康診断だけは受けておこうと思うわ」とおっしゃるのを聞いて、僕は何度も頷きました。

Sさんが教えてくれた健診の大事さ

▼死に至る病気には、初期症状のないものも多いので
手遅れになるよりは、健診だけは受けておくほうがいい

Sさんは、残念ながら糖尿病は避けられませんでしたが、**早い段階で病気を見つけられたため、重い合併症には至らずにすみました。**

糖尿病になると、目が悪くなったり、腎臓の状態が悪化して、最終的には透析が必要になることもあります。感染症にもかかりやすくなり、足が細菌に感染して切断を余儀なくされる患者さんも少なくありません。糖尿病は初期に症状がないことも多いので、これらの合併症を予防するためにも早期発見がとても重要です。

なお、糖尿病以外に高血圧、脂質異常症、腎臓にかかわる病気なども、初期症状がないことが知られています。

健康診断をするのは「スクリーニング」のためです。日本語で、ふるい分け。健康診断の段階で、少しでも異常がある人をふるい分け、病気の可能性のある患者さんを取りこぼしなく見つけられるのが、健康診断の意義です。健康診断の判定が「異常あり」でも、最終的には「要経過観察」となることが多いのは、そのためです。

そもそも、例えば血液検査の場合、正常値というのは健康な人のうちの95％の人が収まる値になるよう設定されています。つまり95％の枠外の人は「異常」の判定になるのですが、それは必ずしも病気というわけではありません。

検査項目は、年齢や病気のリスクによって、増やしたり減らしたりすることもできます。かかりつけ医と相談してみると、自分に合ったメニューを組み立てられます。

健診で、突然大病が見つかることはあまりありません。そうであっても、何歳になっても年1回の健診には意味があると、知っておいていただきたく思います。

第4章
03

対策型がん検診は有効ですが、一生受け続けなくて大丈夫

日本人の死因の第1位はがんです。身内や親しい人をがんで亡くした経験を持つ人は少なくないでしょう。医療が発達しているにもかかわらず、がんで命を落とす人が多い理由のひとつに、「がんは初期症状が現れにくい」という点があげられます。

がん細胞は静かに体の中で増殖します。その間は症状がないことが多く、症状が現れたときには、すでに周囲の神経を傷つけるほど進行していたり、全身に転移していたりといった例も稀ではありません。それを防ぐのは、早期発見と早期治療です。がん検診を受けることが、症状のない段階での早期発見につながるのです。

がん検診で初期のがんが発見され、治療を受けて元気を取り戻した

患者さんを、僕もたくさん見てきました。検診などで早期がんを発見できた場合の5年生存率（病気と診断されてから5年後に生存している割合）は、胃がん、子宮頸がん、乳がん、大腸がんなら9割以上。生存率が高くないことで知られる肺がんでも7割程度です。しかし、進行してしまうとその数値は大きく下がります。

健康診断もがん検診も、職場や自治体などから定期的に案内が届きます。しかし、健康診断は受けても、がん検診はついつい先延ばしにしている人が多いのが現実です。実際、日本でのがん検診の受診率は、欧米と比べると非常に低く、わずか40〜50%程度です。

がん検診は大きく分けて「対策型がん検診」と「任意型がん検診」の2つがあります。**僕がお勧めするのは、対策型がん検診です。**

対策型がん検診は、厚生労働省が科学的根拠に基づいて国民の健康を増進するのに効果があると認めた、いわばお墨つきのがん検診です。ですから、市町村で公的資金を割いて推進をしており、安く受けられるという特徴があります。

現在日本で行われている対策型がん検診は、胃がん、子宮頸がん、肺がん、乳がん、大腸がんの5つです。

一方、任意型がん検診は、全額自己負担なので費用も高く、検査メリットがはっきりしないものも多々あります。「悪性の可能性あり。要精査」という検査結果を見て不安で眠れなくなり、追加検査に高いお金を払ったあげく、「良性だから大丈夫です」なんてことも稀ではありません。

もちろん「私の親も兄弟もがんをやっているから、がん検診は受けておきたいんです」などの明確な理由がある人は、任意型の検診を受けるのもいいと思います。ただし、やみくもにあれこれ受けるのではなく、かかりつけ医とどの検査を受けるかをよく相談しながら決定するのが望ましいでしょう。

そしてもうひとつ、僕ががん検診において提案したいのが、**必ず**

しも一生受け続ける必要はないのではないかということです。

そう考えるようになったきっかけをつくってくれたのは、Kさんという80代後半の患者さんでした。

Kさんは胃がん検診を兼ねて、2年に1回の胃の内視鏡検査（胃カメラ）を20年以上にわたって受けてきました。Kさんの胃カメラは僕が担当しており、今回の検査結果も異常なしで、Kさんは安心していました。

ある年、診察の最後に、Kさんに次回の検査の相談をしたところ、Kさんはこうおっしゃいました。

「私は2年前に夫を自宅で看取ることができました。そして昨年、脳梗塞になって、体も不自由になってきました。

もう私は満足していて、いつ逝ったっていいと思っています。たとえ病気が見つかったとしても、残された時間を治療に費やすよりも、自分の好きなことをして過ごしたいんです。胃カメラも長いこと受けてきましたが、そろそろやめようと思っています」

Kさんの言葉にハッとしました。20年も受け続けてきた検査なのだから、きっと今後も希望されるのだろうと、僕は勝手に思い込んでいました。しかしKさんは、ご主人がこの世を去り、ご自身の体の変化もあって、検査への考え方が変わっていたのです。

Kさんが教えてくれたがん検診への姿勢

▼苦痛を伴う検査や治療に時間を費やすよりも、たとえがんでも、楽しいことをして過ごすという選択肢もある。

胃カメラは多くの人にとって、苦痛を伴います。Kさんの場合、2年後には90歳を超えています。苦痛を我慢して胃カメラを受けて、そこで仮に初期の胃がんが見つかったとしても、そこから体力的にも精神的にも負担のある治療をはじめるのが最善とは、僕には言いきれません。僕は、Kさんの胃カメラ卒業は、じゅうぶんに理にかなっていると思いました。

僕はKさんの意志を尊重し、「それでは今回で胃カメラは卒業しましょう。20年間もお疲れ様でした。また検査を受けようか迷った際にはいつでも相談しましょう」と伝えました。

そんなやりとりを経て、僕はKさんの生き方への理解を深めることができ、Kさんから僕への信頼も厚くなった気がしています。

それ以来、Kさんは検査や治療について、思ったことをなんでも気兼ねなくご相談くださるようになりました。

年齢とともに、がん検診を卒業するという選択肢は、じゅうぶんあり得ます。僕としては、遅くとも85歳になったら、もう卒業だと考えています。というのも検査によっては、そのがん検診によるメリットが証明できるようになるまでに10年から15年、あるいはそれ以上かかるものもあります。**年齢が高くなればなるほど、検診の恩恵を受けられる可能性は低くなる**のです。

例えば、米国予防医学専門委員会では、一般的ながんリスクの人なら、大腸がん検診は75歳まで、乳がん検診は74歳まで、子宮頸がん検診は65歳までの受診を推奨しています。[*1] またアメリカでは、この年齢以上の人は、検診による恩恵よりも弊害を受ける可能性のほうが高いと、警鐘も鳴らされています。

人生において残された時間がどれくらいなのかは、正直、誰にもわかりません。ただ、その時間をどう生きるかは、医師の言いなりでなく、自分の意志で決めていいのです。

検査に伴う苦痛や負担はどの程度か。検査でがんが見つかった場合に治療はどうするのか……。そういったことを総合的に考えたうえで、がん検診を続けるかやめるか、かかりつけ医や家族とも話し合ったうえで、決めるのがいいのではないでしょうか。**そうした話し合いは、残された時間の使い方を考え、それを周囲と共有するいいきっかけです。**その後の人生は、きっともっと豊かになります。

がん検診は年齢とともに卒業を検討してもOK

■ 検診が推奨される年齢域と頻度

がんの種類	検診推奨年齢	頻度	卒業の目安
胃がん	50歳以上	2年に1回	85歳
子宮頸がん	20歳以上	2年に1回	65歳
肺がん	40歳以上	毎年	85歳
乳がん	40歳以上	2年に1回	74歳
大腸がん	40歳以上	毎年	75歳

厚生労働省の推奨する検診開始年齢と頻度、そして米国予防医学専門委員会の見解も参考とした僕の推奨する検診卒業の目安を示しました。若いうちのがん検診は意義がありますし、僕ももっと受診率が高まればと思っています。ただし、いずれは卒業してかまいません。卒業を検討する際は、かかりつけ医に相談しましょう。

第4章
04
病院とご家族の関係性こそが入院を長引かせないカギです

入院の最大のデメリットは、体力・筋力の低下です。**たった10日間の寝たきり生活で約6%もの筋力が低下**してしまうのです。

また高齢者の入院ではせん妄（一時的に、注意、理解、記憶などを司る脳機能が低下する症状）も起こりやすくなります。環境の変化、治療や薬の影響で、心と体にストレスを感じて、頭が混乱してしまうのです。せん妄になると現実をうまく把握できなくなり、時間や自分がどこにいるのかわからなくなったり、ないはずのものが見えたり聞こえたりします。不安になったり、怒りっぽくなることもあります。入院中のせん妄は、退院すればすぐに解消することがほとんどです。しかし、せん妄が起きている間は本人だけでなく家族もつらいものです。

このようなことから、僕としては基本的に、**入院はしないに越したことはない**と思っています（もちろん必要な入院もあります）。

ですが、もし入院となってしまったら、無駄に長引かせないコツというのがあります。それは、病院の医療者やメディカルソーシャルワーカー、そしてケアマネージャーと丁寧にコミュニケーションをとることです。

Cさんは80代前半の男性で、軽度のパーキンソン病で僕の外来へ通院していました。通院には息子さんが仕事を休み、車で送迎していました。息子さん夫婦は共働きで、日中はCさんが自宅に独りとなります。多くの時間はベッドで大好きな時代劇と野球を観て過ごし、トイレには自分で移動していました。昼食時は夫婦どちらかが昼休みに帰宅します。入浴は週2回のデイサービス（通所介護）を利用していました。

あるときCさんは、誤嚥性肺炎（食べ物が誤って食道ではなく気管に入ることで起きる肺炎）で入院となってしまいました。抗生剤による治療で肺炎自体は治癒しましたが、パーキンソン病の影響と入院による消耗で、食べ物を飲み込む力、体力、認知機能が大きく低下しました。

入院の前と後で患者さんの状況が大きく変化すると、家族は戸惑い、自宅へ帰っていいのか、施設入所を検討したほうがいいのか、大きく揺れます。しかしCさんのケースでは、かなり円滑に自宅退院まで漕ぎ着けることができました。

息子さんご夫婦は、もともと献身的に介護をしていたため、入院となった時点で、さまざまな心づもりをしていました。ご夫婦は**Cさんの体力が入院によって低下することを予想し、かなり早い時期に、僕との面談の機会を作ってくださいました。**

ご夫婦は、最期までCさんを自宅で介護したいとおっしゃいました。Cさんはずっと、「最期まで住みなれた自宅で過ごしたい」と話されていたからです。Cさんは若い頃に離婚し、仕事をしながら男手ひとつで息子さんを育ててきたそうです。そう伺うと、息子さんの献身的な介護にも納得できました。

さて、退院後は自宅介護との方針が決まれば、医師、看護師、リハビリ技師、院内にいるメディカルソーシャルワーカーは、患者さんの退院に向けて連携を取ります。Cさんが安全に自宅で生活できるよう、それぞれの立場からアイディアを出し合い、Cさんとご家族をサポートするのです。

まず、入院中のさまざまな調整を行うのは、メディカルソーシャルワーカー。介護区分変更（退院後、必要な介護サービスを受けるために、入院中に介護区分を変えることはよくあります）の手助けもしてくれます。

リハビリ技師は、退院前の家屋訪問を行います。Cさんを担当するケアマネージャーさんとも連携し、自宅の環境を確認。転倒しそうな段差がないか、立ち上がりやすいようにベッド付近やソファに手すりをつけられるかなど、適宜調整します。また、患者さんが安全においしく食べられる食事の作り方や食べさせ方をご家族に指導したりもします。

退院前には、Cさん、ご家族、ケアマネージャーさんも交えて、みんなで入念な最終確認をします。そして退院後は、自宅で安全に暮らせているかを見るために、僕が定期的に訪問診療をさせていただくことになります。

このようにスムーズに物事を進め、入院期間を最小限にするには、ご家族と病院と関係各所での早くからのコミュニケーションが不可欠です。

残念なことに病院によっては、入院から2週間以上も家族と連絡を取らないようなところもあります。そうしているうちに、気づけば患者さんの状態が大きく変化していて、退院直前にあわてて「家へ帰るのは難しいから施設探しを」と言われる例もあります。

入院や退院の調整は、まさにチーム医療です。患者さんを中心に、医師やご家族、あらゆる職種がワンチームとなることが欠かせません。

患者さんとご家族は、病院や関係各所と積極的にコミュニケーションをとる姿勢を大事に、どうすればスムーズに退院できるかを早いうちから相談してみること。それこそが、入院期間を短くして、体力低下や不要なトラブルのリスクを最小限にするカギです。

そしてできれば普段から、家族間でも、どのような状態なら自宅で介護できるかについて話し合っておくといいかもしれません。

介護制度を詳しく理解するのは難しいと思います。介護サービスを受けている場合は、地域包括支援センターにいらっしゃるケアマネージャーさんや担当者さんへ相談してみてもよいでしょう。

第4章
05

どんな薬にも副作用はありますし多剤服用は本当に危険です

70代後半の女性のYさんはもともと、整形外科、脳外科、内科の3つの病院に通院していました。最近になって足のむくみや食欲減退が進行して、それらの症状改善のための薬が処方されるようになりました。Yさんは薬をきちんと飲んでいたのに、症状は一向に改善されないどころか悪化する一方。「別の病院でも相談してみたい」ということで、僕の外来にいらっしゃいました。

僕が担当するはじめての診察でYさんの「お薬手帳」を拝見して、僕はびっくりしました。なんと3つの病院から、合計で15種類もの薬が処方されていたのです。1日に内服する薬の量は、30錠を超えていました。

「こんなにお薬を飲むのは大変ではないですか？」と私が尋ねると「たしかに多かったけれど、先生から処方されたので……」とYさんは、どこか申し訳なさそうに僕にお話しされました。

Yさんのお薬手帳によると、血圧を下げる降圧剤が処方され、それとともにむくみを改善させるための利尿薬（尿を増やす薬）や、カリウムを補充する薬も処方されていました。

どういうことかというと、血圧を下げる薬の副作用で足がむくんで、その足のむくみに対して利尿薬が処方された。その利尿薬の副作用でミネラルのバランスが崩れてカリウム不足になったため、カリウムを補充する薬が追加されていたのです。

薬の副作用に対して新たな薬が処方され、それによってまた別の副作用が出て、それに対してさらに新たに薬が処方されて……という連鎖を「処方カスケード」と呼びます。

僕はYさんへ「もしかすると、薬の副作用が原因でむくみが出ているのかもしれません。この薬をやめてむくみが改善されれば、利尿薬も、カリウムを補充する薬もやめられる可能性が高いです。一度、降圧剤は中止してみませんか？」と提案してみました。

Yさんは薬を飲むことで健康不安を和らげていた部分もあったようで、最初は薬を減らすのを躊躇していました。しかし、さすがに毎日30錠以上も薬を飲むのは大変だったようです。「実はお薬を飲むだけでお腹いっぱいだったの。先生の言うとおり、お薬をやめてみます」と了承してくださいました。

Yさんはその後、足のむくみも改善し、利尿薬も、カリウムを補充する薬も中止することができました。

さらに、僕の病院以外の2つの病院と連携しながら、ほかにもいくつかの不要と考えられる薬を減らすことに成功。毎日30錠以上飲んでいた薬を10錠まで減らせ、むくみも食欲も嘘のように改善したのでした。

後にYさんから「お薬手帳を見てくれる先生ははじめてでした。先生ありがとうございます」と言われたことが今も心に残っています。もともと薬を減らすのに抵抗があったYさんでしたが、今では「先生、**どんな薬にも副作用はあるのよね。薬は少ないに越したことはないわね**」と、以前と真逆の考え方に変わられました。

Yさんが薬について気づいたこと

▼どんな薬にも副作用があり、服用は少ないに越したことはない
▼薬を減らしたら、むくみや食欲減退が改善した

Yさんとの関係性が築かれたことによって、Yさんはなんでも包み隠さず話をしてくださるようになりました。

関係性が築かれたと感じてから数回目の外来で「先生、これちょっと見てください……」とYさんはとあるものを持ってきました。

それはスーパーのLサイズのレジ袋でやっと収まるくらい大量の、今まで飲めておらず家に余っていたお薬でした。

僕はさすがにこの量には驚きましたが、患者さんがお薬を正しく飲めていなかったこと自体に驚きはありませんでした。

実際に僕だって、処方された薬を1日3回規則正しく内服できないことはよくあります。お薬をきちんと正しく飲める人のほうが、逆に珍しいとさえ考えています。

このように、なんでも正直に話してもらえるような、気楽で〝テキトー〟な関係性を患者さんと築くことを僕は常々目標にしていたため、どこか喜びのような感情が湧きました。


僕はよく外来で患者さんに「僕もよくお薬を飲み忘れるんですが、家にどれくらいお薬は余っていますか?」と伺うようにしています。「人間は忘れる生き物」という前提で聞いてみると、患者さんも正直に答えてくださることが多い気がします。

医師に残薬があると告白するのは、恥ずかしいかもしれません。でも、お薬を飲めていないのを隠すと、思わぬ体の不調を引き起こす可能性があります。

というのは、医師が「お薬を正しく飲んでいるのに効きが悪い。それなら別の薬を追加してみようか」と判断してしまうと、薬がどんどん増え、いざお薬を正しく飲めたときには、薬の飲みすぎによる副作用で体調を崩してしまうかもしれません。薬代も高くついてしまいます。

患者さんにもよくお伝えするのですが、どんな薬にも副作用があり、致死量があります。薬の飲み合わせによっては、効果が弱まったり、逆に効きすぎたりすることもあります。

「お薬は、飲まないに越したことはありません」というのは、僕の外来診療での口癖です。

もちろん、薬をやめるには、慎重な経過観察が必要なのは言うまでもありません。薬をやめてからの患者さんの体調のケアは、しっかり行わせていただきます。

医師の多くは、薬を足し算していくのは得意でも、副作用を疑って引き算するのは苦手なのかもしれません。しかし、薬が5種類以上になると転倒が増え、6種類以上になると副作用のリスクが明らかに高まるとの報告もあります。*1

飲まねばならない事情の方もいるでしょう。しかし薬には、必ずデメリットがあります。医師も患者も、メリットとデメリットを天秤にかける姿勢が大切です。

年齢を重ねると、薬を飲み続けるメリットよりもデメリットのほうが大きくなるのはよくあること。前述のようなむくみ、食欲減退のほか、便秘、排尿障害、物忘れ、うつ、せん妄なども、多剤服用時に起きやすい症状として知られます。そうした副作用が気になったら、薬を飲み続けるかを検討するタイミングかもしれません。

後期高齢者の4割以上は飲んでいる薬が5種類以上です

■ **後期高齢者が1カ月に調剤される薬の種類数**[*2]

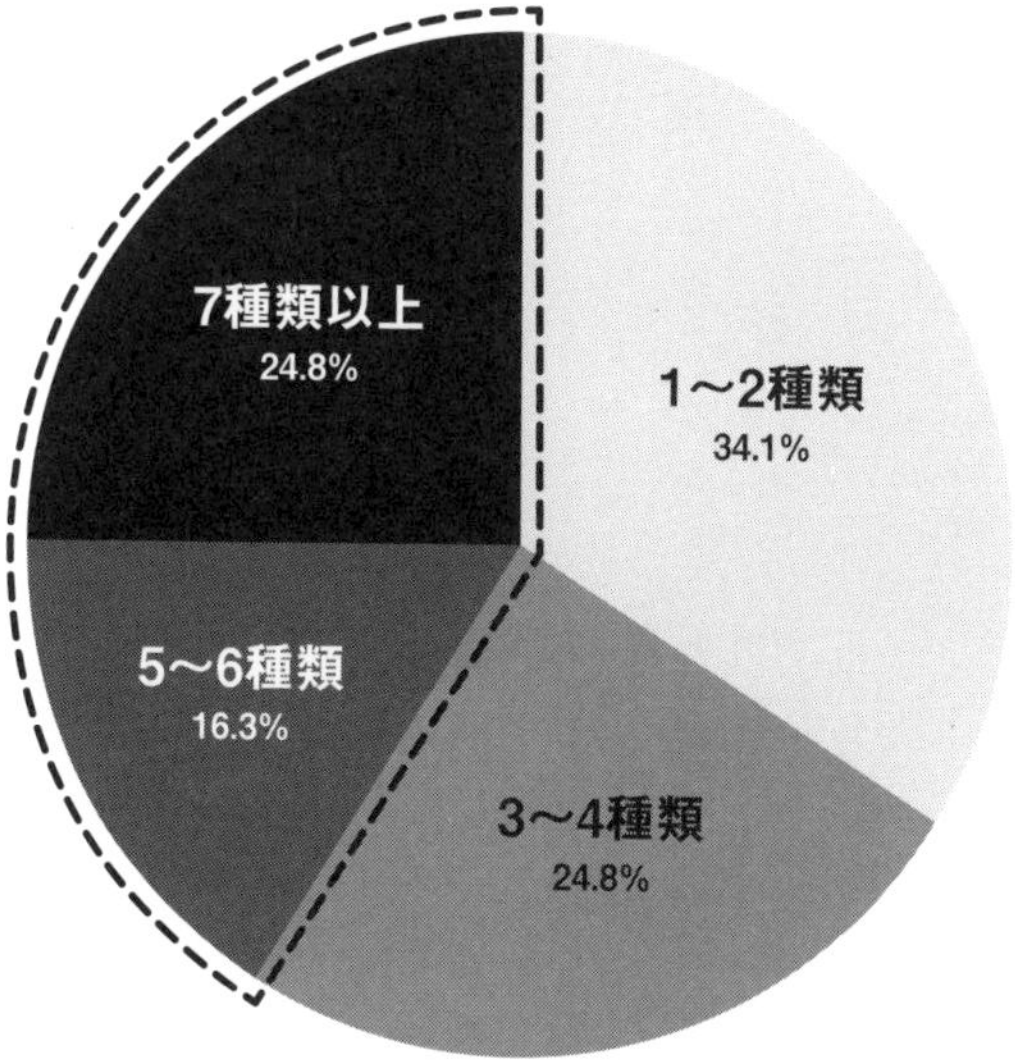

ひとつの薬局で処方される薬の種類数を示したものです。75歳以上（後期高齢者）の4割以上が5種類以上の薬を処方され、約4人に1人は7種類以上を受け取っています。複数の病院にかかっていれば、Yさんのように1日15種類を飲むことになるのも珍しくはなさそうです。飲み合わせや副作用が気になる人は、医師にお薬手帳を見せて、相談してみてください。

第4章

06

降圧剤

年齢とともに薬を卒業した患者さんも多くいらっしゃいます

「血圧の薬は卒業してもいいんですよ」

こんなことを言う医師は珍しいかもしれません。しかし僕は、患者さんに適切な情報を提供したうえで、ご本人が薬をやめたいと考えるなら、その選択を尊重したいです。

なぜなら、実は**70歳を過ぎたら、血圧を下げる薬を飲むことによるメリットよりも、デメリットのほうが大きくなることもある**からです。

Bさんとの出会いは、僕がまだ医師になりたての頃でした。独り暮らしのBさんは、80代後半になっても畑を耕し、夏には畑の近くの小屋で近隣の農家さんと一緒に収穫したばかりの野菜を販売しておられました。

　ある日、Bさんから「最近、朝のお薬を飲んだらお腹がいっぱいになっちゃって、ごはんが全然食べられないんだ。体重も2キロ減ったし、薬代もかかるのが気になるの。お薬、減らせないのかい」と相談されました。

　その頃のBさんは朝のお薬を、降圧剤をはじめ、6種類10錠飲んでいました。お腹がいっぱいになるのも無理はありません。また、旦那さんを亡くしてから、年金と野菜を売った収益で生活しているBさんにとって、薬代が馬鹿にならないのは言うまでもありません。

　僕は「たしかにそのとおりですね。たくさん薬を飲まれているので、減らせる薬がないかを次回までによく考えておきます」と伝えました。

　Bさんへの答えを探すため、まず降圧剤についてさまざまな文献を読みました。すると思いがけないことがわかりました。ひとつは、降圧剤は一度飲んだらやめられないと言われていますが、それは大きな間違いだということ。そしてもうひとつが、高齢者が降圧剤を飲んでも、将来的に動脈硬化を予防できる可能性はさほど高くないということでした。

さまざまな論文の中の一例に過ぎませんが、例えばフランスとイタリアで実施された、80歳以上1127人（平均年齢87・6歳）を2年間追跡調査した研究があります。その報告では、降圧剤を2種類以上服用している227人（20・1％）は、ほかの人たちに比べて死亡リスクが78％も高かったことが指摘されています。*1

一般的に、血圧は適正な値まで下げたほうが、死亡リスクが下がると考えられています。しかしこの研究では、80歳を超えたら、最高血圧を130mmHg以下に下げるとむしろ死亡リスクが上がると述べられていました。

次にBさんにお会いしたとき、僕はいくつかの論文について、できるだけわかりやすい言葉でお話ししました。また、薬を継続する場合の費用についてもお伝えしました。

Ｂさんは「じゅうぶん長生きしたから、いつ逝っても悔いはないさ」と薬の中止を決心されました。

そうして降圧剤をやめたＢさんでしたが、その後、血圧が危険なほどに上昇したり、大きな症状が出たりといったことはなく、食欲も戻りました。今は畑には立たれなくなりましたが、おいしいものを食べ、人とのかかわりを楽しみながら、施設でお元気に過ごされています。

ある程度の年齢になったら、血圧を下げるより、おいしいものを食べ、ご機嫌に過ごすのを選ぶのもあり。Ｂさんのおかげで、僕はそう確信しています。

体への負担の軽い痛み止めを適切なタイミングで服用しましょう

痛みは生活の質を落とします。痛みがあるだけで、楽しかったことも楽しくなくなるなど、その影響は甚大です。「痛いのは本当につらいので、痛いときには我慢しないで痛み止め（鎮痛剤）を使いましょう」と、僕も患者さんによくお伝えしています。鎮痛剤と上手に付き合えば、痛みがあってもご機嫌に暮らせます。

それを実践しているのがKさんです。80代前半の女性のKさんは、ひざに痛みがあります。以前は外来に歩いて通院していましたが、だんだん大変になり、今は月2回の訪問診療となりました。

Kさんの家にはたくさんのバケツが並んでいます。そこにはいろんな野菜が漬かっていて、僕との会話もだいたいいつも、「今は何を漬けているんですか?」からはじまります。

長距離の徒歩移動は難しいKさんですが、近所のスーパーまでは自分で歩かれています。Kさんにとって買い物は、漬け物の野菜を選ぶ幸福な時間です。

Kさんはひざの鎮痛剤はずっと同じ市販薬を使っていて、「この薬を飲めば、ひどい痛みもよくなるんだ」と話されていました。ところが最近になって、「薬を飲んでも痛みがよくならない。買い物が億劫だ」とおっしゃるようになったのです。買い物は、Kさんの至福の時間です。僕は、なんとか歩き続けてほしいと思いました。

そこでまずは、かねてより気になっていた、Kさんの愛用する鎮痛剤の成分を確認しました。すると、かなり多くの鎮痛成分とともに、眠くなる成分、さらにはカフェインまで含まれており、腎臓が悪いKさんにとっては適切とは言い難いものでした。「長く付き合ってきた痛み止めですが、今のKさんには合わなくなっているかもしれません。腎臓への負担も心配です。体に負担のかかりづらい痛み止めに切り替えてみませんか？」と提案すると、Kさんはしぶしぶながら、別の痛み止めを飲んでくれるようになりました。

それからもうひとつ、鎮痛剤を使う際のとても大事なポイントもお伝えしました。それは内服のタイミングです。「痛み止めは癖になるし、体にもよくないから、本当につらい痛みのときだけ飲む」という人が多いのですが、**鎮痛剤の効果を適正に得るには、痛みがひどくなる前に飲まなければいけない**のです。

知らない方もけっこういらっしゃるのですが、そもそも鎮痛剤は、飲んですぐ効く薬ではありません。例えば「アセトアミノフェン」という一般的な解熱鎮痛薬は、効きはじめるまでに約30分もかかります（500mgを内服した場合）[*1]。

僕も、片頭痛があるので常に鎮痛剤を持ち歩いています。頭が痛みはじめた瞬間に薬を飲めば、痛みのピークが小さくなります。飲むのが遅れると、たくさん薬を飲んでも、痛みは治まりません。

それまでのKさんは、我慢強い性格もあって、痛みがどうにもひどいときだけ、鎮痛剤を使っていました。そうではなくて、痛みが弱いうちに飲むほうがいいとお伝えしてから、Kさんがひどい痛みに悩まされることはなくなりました。

病院で処方する、体への負担が比較的軽い鎮痛剤とともに、Kさんは今も、自分の足で買い物に行き、漬物作りを楽しんでいます。

それから大事なことをもうひとつお話しします。市販の鎮痛剤のほとんどは、複数の鎮痛成分が配合されています。

ですので、病院で処方されている薬がある人は、市販の鎮痛剤を併用して大丈夫か、必ず医師に確認しましょう。**市販の鎮痛薬と普段の薬の飲み合わせによる思わぬ副作用で、胃潰瘍が悪化して緊急受診した人や、腎臓が悪くなってひどいむくみが出た人を、僕も多く診てきました。**

第4章
08

睡眠薬

長く飲み続ける薬ではありません。安全に卒業しましょう

睡眠薬の捉え方にはいろいろあると思います。「飲まないと眠れない」という人も、「癖になるから飲んではいけない」と眠れなくても我慢している人もいます。たしかに睡眠薬には依存性がありますす。また、**ふらつきなどの副作用が出やすく転倒のリスクを上げるので、70歳を過ぎてからの服用には注意すべき点が多々あります。**

実は日本は2000年代初頭まで、ベンゾジアゼピン系という睡眠薬を20人に1人が飲んでいるという状況でした。これは先進国の中でも群を抜く多さです。

ベンゾジアゼピン系の睡眠薬には、筋肉が弛緩して転倒しやすくなるという副作用があります。[*1] また、依存性や耐性があるため、薬がな

いと眠れなくなったり、薬の量が増えたりすることもあります。さらに、2014年にカナダとフランスで行われた研究では、**認知症の発症リスクを高める可能性も報告されています。**[*2]

80代前半の女性のSさんも、僕がかかりつけ医となる10年以上前からベンゾジアゼピン系の薬を飲んでいました。「これがないと寝られないの」と薬に頼っているSさんでしたが、僕はまず、普段の生活の様子と、どんなときに睡眠薬が欲しいのかを聞いてみました。

すると、Sさんの就寝時間がとても早いことがわかりました。Sさんは毎晩9時に就寝、朝は6時起床と決めていました。ところが年齢とともに、目が覚める時間が早くなってきたので、睡眠薬を使って就寝時刻を早めることで、9時間睡眠をキープしようとしていたのです。

睡眠にも体力が必要です。齢を重ねれば体力は低下しますから、睡眠時間が短くなるのは当然です。**大事なのは、日中に眠いかどうか。**

睡眠時間が短くても、早い時間に目が覚めても、日中に眠気で困らないなら問題ありません。

Sさんにこのことを話すと、Sさんは自発的に「○時に寝た」「○時に起きた」「○時に眠たさを感じた」とメモを残すようになりました。しばらくしてご本人がメモを確認すると、だいたい7時間寝れば日中に眠気もなく過ごせることがわかりました。

Sさんが行った不眠改善策の第一歩

▼睡眠メモをつけ、自分に合った睡眠時間を知る
（就寝時刻、起床時刻、夜トイレに起きた回数、昼間に眠くなった時刻の記録）

メモのおかげで、夜中に2時間おきにトイレに起きていたこともわかりました。Sさんは不眠症に夜間頻尿を合併していたのです。

Sさんからその報告を聞き、僕は夜間頻尿を改善する策として、

コーヒーや緑茶などのカフェインを含む飲料を夜に飲むのは控えること、入浴はぬるめの湯にゆっくりつかること、脚をマッサージしてむくみをとることを指導しました。

無理に9時間眠ろうとしなくなったのと、夜間頻尿の対策も功を奏したのか、Sさんの睡眠の質はほどなく改善。夜間頻尿の回数も減りました。それと並行して睡眠薬も少しずつ減らし、最終的には見事、薬を卒業することができました。

高齢であればあるほど薬の代謝能力が低下するため、睡眠薬の副作用のリスクは高くなると考えられます。にもかかわらず、ベンゾジアゼピン系の薬を処方されている高齢者はとても多いのが現状です。2015年に国内で行われた調査では、75歳以上の高齢者で睡眠薬や抗不安薬を処方されている方の割合は、40代の方と比較して約3倍にものぼるという報告がありました。

とはいえ、これらの薬を絶対に飲んではいけないというわけではありません。長く飲み続けるとさまざまなリスクが高まりますが、眠れないつらさを取り除くための応急処置として利用するには有効な薬です。「この薬は応急処置であって、いずれ卒業しなければいけない」としっかり認識したうえで、飲みはじめるのがいいのではないでしょうか。

学生の頃、医学部の先生から「睡眠薬を卒業するまでが不眠症治療だ」と指導されました。その指導を心に留めて、僕が睡眠薬を処方するときはいつも、「1〜2カ月以内に卒業できるように一緒にがんばりましょう」と患者さんにお伝えしています。

繰り返しになりますが、年齢とともに、睡眠時間が変わってくるのは当然です。長く睡眠薬を飲み続けている方は、Sさんのようにまずはメモを取り、**今の自分に合った睡眠時間を知ることからはじめてみてはいかがでしょうか。**

高齢外来患者の4人に1人以上が睡眠薬や抗不安薬を処方されています

■ 睡眠薬・抗不安薬の年齢別処方割合*3

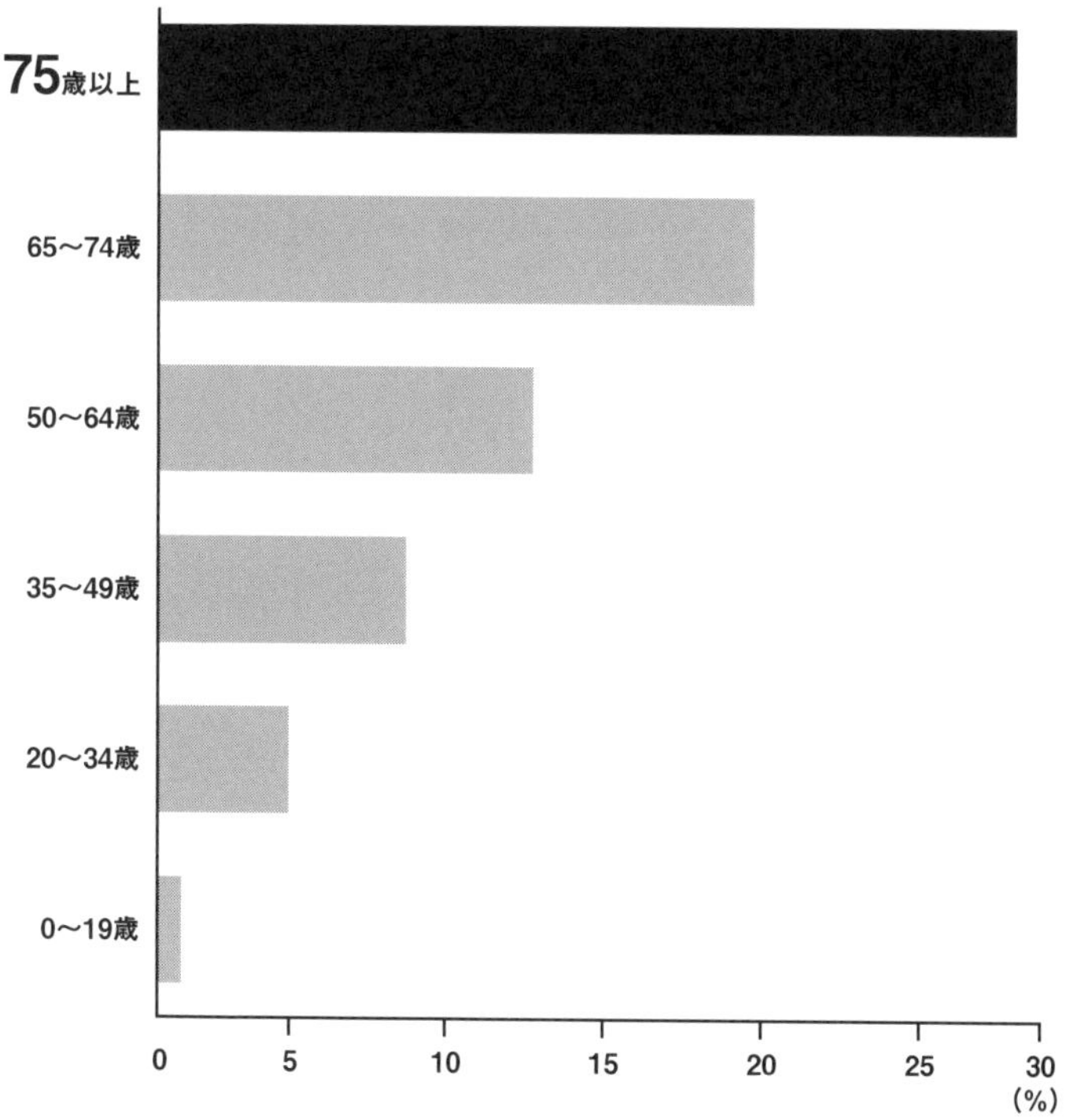

精神疾患での通院ではない約65万人を対象としたデータで、睡眠薬または抗不安薬を処方された人数が外来患者数に占める割合が示されています。65〜74歳で5人に1人、75歳以上では4人に1人以上が処方を受けています。

第4章

09

風邪薬

副作用のリスクを避ける賢いオーダー方法があります

ちょっとした風邪の症状が出たときに、近所のかかりつけのクリニックで「先生、いつもの風邪薬を出してくれる？」のようにお医者さんにお願いして、希望したとおりの薬が処方されて……。そんな経験のある方はおおぜいいらっしゃるでしょう。ところが「いつもの風邪薬」で、思わぬ災難が起きることがあります。

風邪薬によっては、持病を悪化させたり、眠気やだるさに襲われたりなど、余計に体調が悪化することもあります。特に注意してほしい薬が「総合感冒薬」と呼ばれる、頭痛にも発熱にも咳にも鼻水にものどの痛みにも……とさまざまな症状に対応した風邪薬です。

総合感冒薬に対する、「これひとつで効くからいいのよね」「これを家に置いておかないと不安なの」というお声は、僕もよく聞きます。幅広い症状に対する薬が配合されているのですから、そう感じるのも当然です。

しかし**僕の外来では、患者さんから強く希望されない限り、この類の薬はできるだけ処方しません。**なぜなら、有効成分が増えればその数だけ副作用も増えるからです。

例えば熱やのどの痛みはすぐに改善して、咳だけが残る風邪もあります。そういう患者さんには、咳に効く薬（鎮咳薬という種類の薬）だけを処方するのが適切です。

多くの総合感冒薬に含まれている成分で、特に注意が必要なのが、抗ヒスタミン薬というアレルギーを抑える薬でしょう。鼻水を抑えるために配合されるのですが、種類によっては眠気を催す、倦怠感を強めるなどの副作用があります。

市販の風邪薬には、抗ヒスタミン薬による眠気を抑えるために、わざわざカフェインが含まれている薬もあります。妊婦の方や循環器系の疾患を抱えている方には注意が必要です。

また抗ヒスタミン薬は、男性の前立腺肥大症の症状を悪化させ、最悪の場合には、尿が出ず膀胱がパンパンになってしまう可能性もあります。

僕もそうですが、良心的なお医者さんなら、総合感冒薬ではなく、そのときの患者さんに必要な有効成分の薬を処方するのが基本です。そのほうが効きがいいですし、不要な副作用も防げます。

繰り返しになりますが、**薬の効果はメリットにもデメリットにもなるため、薬の種類は少ないに越したことはないのです。**

70代後半のFさんという女性の患者さんは、風邪の症状が出ると、「先生、咳と痰がひどいからその薬をちょうだい」のように、症状に合った薬をご希望くださいます。

Fさんは、以前に別のお医者さんにかかっていたときは「いつもの風邪薬を」の一言で、総合感冒薬を出してもらっていたそうです。しかしあるとき、いつもどおりにその総合感冒薬を服用したところ、途端に強烈な眠気に襲われたのです。当時のFさんは建築業に従事され、高所での作業もあったとのこと。お仕事中の突然の眠気にはかなりの危険を感じたのではないでしょうか。Fさんはそれ以来、総合感冒薬は飲まなくなったそうです。

ちなみにFさんは、総合感冒薬での副作用体験から、あらゆる薬の副作用にアンテナを張られるようになったそうです。

先日も、**「先生、私が飲んでいる薬に、フラフラする成分は入っている？**　なんだか最近、夜にトイレに起きたときに足に力が入らない感じがする」とご相談をくださり、就寝前に飲んでいる睡眠薬の副作用だとわかりました。Fさんには、より効果のマイルドな睡眠薬を処方させていただきました。202ページでも解説していますが、睡眠薬のうちでもベンゾジアゼピン系と呼ばれるものは、転倒や認知機能の低化などの副作用が確認されています。

第4章

10

医師として勧めたいもの、勧めないものがあります

ときどき「先生、私はこんなサプリを飲んでいるんです」とサプリメントを持ってきてくれる患者さんがいます。

70代後半の女性のGさんがある日、「私、最近こんなの試してるの」とビタミンAとビタミンDのサプリメントを見せてくれました。ビタミンDは娘さんが買ってくれたそうです。飲んだらなんだか調子がよくなったので、ビタミンAはご自身で購入したとのこと。「ビタミンAはお肌にいいのよね。年甲斐もないわよね」と笑っているGさん。しかし、実はビタミンAは、とりすぎると頭痛や肝障害を起こし、骨の強度を低下させることもあるので注意が必要です。

サプリメントは、上手に活用すれば、体調を維持する味方となります。しかし使い方を誤れば、命にかかわることもあります。

サプリメントとは英語で「補う、補充する」という意味。不足している栄養素を補うためのものです。**不足していないならとる必要はありませんし、とったとしてもさほどの効果は期待できません。**サプリを効率よく使うなら、まず医師と相談して、自分にどんな栄養素が不足しているかを知ったうえで選択するひと手間が大切です。

現在、市場に出ているサプリメントは星の数ほどあると言っても過言ではありません。一部は大規模な研究によって、その健康効果が証明されています。

例えば、カルシウムとビタミンDは骨を健康に保ち[*1]、葉酸は妊娠前後に摂取することで先天性の障害リスクを減少させることがわかっています[*2]。また、青魚の脂に豊富に含まれるオメガ3脂肪酸は、心疾患の予防に役立つことが期待できます[*3]。私も、骨粗鬆症の患者さんにビタミンDを処方することがあります。

しかし逆に、効果が疑問視されているサプリメントもかなり多いです。

例えば「コラーゲンは肌によい」「コンドロイチンがひざ痛に効く」という謳い文句をよく聞きます。しかしこれらの物質は、極論としてはタンパク質です。タンパク質を口から摂取すると、消化酵素によって吸収されていきます。都合よく、コラーゲンが消化吸収されずに肌に届いたり、コンドロイチンがピンポイントでひざに届くとは考えづらいです。また、これらの効果をじゅうぶんに証明する研究はまだ存在しません。

それだけならまだいいのですが、コラーゲンもコンドロイチンも安全性のデータが乏しく、実はいずれも「妊娠・授乳中の使用は避けるべき」とされています。[*4]

たしかに肌にコラーゲンはありますし、ひざの骨にコンドロイチンは

ありますただ、コラーゲンで肌がよくなる、コンドロイチンでひざが強くなるという発想は、医学的な視点で考えれば、「髪の毛を食べたら髪が生えてくる」のような考え方と同じです。

過剰摂取による副作用に注意が必要なサプリメントもあります。

例えばビタミンKは、特定の抗凝固剤（血液をサラサラにする薬）の効果を低下させるので、血栓ができやすくなり、脳梗塞のリスクが高まる懸念があります。また、ビタミンC、Eのような抗酸化作用のあるサプリメントは、一部のがん化学療法の効果を低下させる可能性があります。またビタミンEのとりすぎが死亡リスクを上昇させることも報告されています。[*5]

ビタミン類は多くの食品に添加されています。適量だと思ってサプリメントを飲んでいても、「複数の食品から摂取していたため、結果的に過剰だった」ということもあるかもしれません。

細かい話にはなりますが、「天然素材使用」という表記も要注意です（Gさんのサプリメントにもこの表記がありました）。「天然」は安全を保証するものではなく、臓器に悪影響をもたらす薬草もあります。また、製品に「規格品」との表記があっても、その品質や安全性が必ずしも保証されているわけではない点もご留意ください。

サプリメントに科学的根拠はありません。とはいえ科学に絶対はありませんから、効果がないと言いきることもできません。サプリメントで、嘘のように症状がなくなった例もあります。

僕は、患者さんのサプリメントの摂取を無理に止めることはしません。Gさんに対してもそのようにしています。**まず重要なのは、そのサプリメントによって体の不調が起きていないかを、ご本人が丁寧に確認すること。**そして医師も、患者さんがどんなサプリメントをとっているかを伺ったうえで、もし気になることがあれば、診察や検査で見極めていく姿勢が必要でしょう。

参考までに、こちらは、僕がサプリで効果的に補うことができると考えている栄養素BEST3です。かかりつけ医と相談したうえで、必要があれば摂取されてもいいかもしれません。

僕が患者さんに勧められるサプリメント

▼ビタミンD
骨を強く保ち、骨量の減少を抑制するのに役立ちます

▼葉酸
葉酸は胎児の特定の先天異常のリスクを減らします

▼鉄
生理や過度による運動に伴う慢性的な貧血の一部の改善に役立つ可能性があります

おわりに
アンチエイジングから「ウェルエイジング」へ

僕がこの本で最も伝えたかったのは、「ウェルビーイング」の叶え方です。ウェルビーイングとは、身体的、精神的、社会的に満たされている状態を示す言葉で、シンプルに「幸福」と置き換えることもできます。

年齢を重ねていくと、どうしても健康ばかりに目がいきがちになります。しかし健康は、「幸福」のひとつの要素にすぎません。

昨今流行している「老いない健康法」ばかりを追い求めていると、いざ健康を損ねたときに「老い＝負け」「不健康＝不幸せ」と、老いを受け入れられなくなるのではないかと、僕は少し心配に感じています。

本書に登場する患者さんたちは、程度の差こそあれ、みんな病気や不調を抱えています（病院に通っているわけですからね）。

しかしそれでも僕には、患者さん1人ひとりが、それぞれらしいやり方で病気や老いと向き合い、ウェルビーイングを叶えていらっしゃるように見えます。「僕もそんなふうに年齢を重ねていきたい」と思わされることが、本当によくあるのです。

年齢に対抗する「アンチエイジング」でなく、幸せに老いる「ウェルエイジング」こそが、人生100年時代を最期までご機嫌に生きていく最大のコツかもしれません。たくさんの患者さんのおかげで、僕はそんなふうに考えるようになりました。

この本が、読者の皆さんのウェルビーイング、ウェルエイジングに少しでもお役に立ちましたら幸いです。

著者

1-01 健康情報

*1:国立がん研究センター 便通、便の状態と大腸がん罹患との関連について
*2:Ulrike Peters, et al. Dietary fibre and colorectal adenoma in a colorectal cancer early detection programme. Lancet. 2003 May 3;361(9368):1491-5.
*3:Dietary guidelines for Americans 2015-2020

1-02 ほどよく眠る

*1:Shalini Paruthi, et al. Recommended Amount of Sleep for Pediatric Populations: A Consensus Statement of the American Academy of Sleep Medicine. J Clin Sleep Med . 2016 Jun 15;12(6):785-6.
*2:Nathaniel F Watson, et al. Joint Consensus Statement of the American Academy of Sleep Medicine and Sleep Research Society on the Recommended Amount of Sleep for a Healthy Adult: Methodology and Discussion. J Clin Sleep Med. 2015 Aug 15;11(8):931-52.
*3:厚生労働省 e-ヘルスネット 高齢者の睡眠

1-03 ほどよく歩く

*1:Maciej Banach, et al. The association between daily step count and all-cause and cardiovascular mortality: a meta-analysis. Eur J Prev Cardiol . 2023 Aug 9:zwad229.
*2:Daiki Watanabe, et al. Dose-Response Relationships between Objectively Measured Daily Steps and Mortality among Frail and Nonfrail Older Adults. Med Sci Sports Exerc . 2023 Jun 1;55(6):1044-1053.
*3:R S Paffenbarger Jr, et al. Physical activity, all-cause mortality, and longevity of college alumni. N Engl J Med . 1986 Mar 6;314(10):605-13.

1-04 自然

*1:Yuki Ideno, et al. Blood pressure-lowering effect of *Shinrin-yoku* (Forest bathing): a systematic review and meta-analysis BMC Complement Altern Med . 2017 Aug 16;17(1):409.
*2:READY-ToO-USE BBB Kit(RBT-24)Protocol ver2.0.ファーマコセル株式会社.
*3:Poung-Sik Yeon, et al. Effect of Forest Therapy on Depression and Anxiety: A Systematic Review and Meta-Analysis. Int J Environ Res Public Health . 2021 Dec 1;18(23):12685.
*4:Yuya Takahashi, et al. Examination of the influence of cedar fragrance on cognitive function and behavioral and psychological symptoms of dementia in Alzheimer type dementia. Randomized Controlled Trial. Neuropsychopharmacol Rep . 2020 Mar;40(1):10-15.
*5:林野庁 森林資源の現況(令和4年3月31日現在)
*6:Bum-Jin Park, et al. Environmental Health and Preventive Medicine 15:16-26. 2010. Bum-Jin Park, et al. Journal of Physiological Anthropology 26.123-126 2007

1-05 歯磨き

*1:Takeyoshi Yoneyama, et al. Oral care reduces pneumonia in older patients in nursing homes. J Am Geriatr Soc . 2002 Mar;50(3):430-3.
*2:日本歯周病学会
*3:Helen V Worthington, et al. Home use of interdental cleaning devices, in addition to toothbrushing, for preventing and controlling periodontal diseases and dental caries. Cochrane Database Syst Rev. 2019 Apr 10;4(4):CD012018.

1-06 転倒

*1:日本整形外科学会診療ガイドライン委員会 厚生労働省医療技術評価総合研究事業「大腿骨頚部骨折の診療ガイドライン作成」班編集:大腿骨頚部/転子部骨折診療ガイドライン南江堂;2005;113-155.
*2:Ryan D McMahan, et al. Deconstructing the Complexities of Advance Care Planning Outcomes: What Do We Know and Where Do We Go? A Scoping Review. J Am Geriatr Soc. 2021 Jan;69(1):234-244.
*3:R F Uhlmann, et al. Perceived quality of life and preferences for life-sustaining treatment in older adults. Arch Intern Med. 1991 Mar;151(3):495-7.

2-01 青魚
*1:Dariush Mozaffarian, et al. Omega-3 fatty acids and cardiovascular disease: effects on risk factors, molecular pathways, and clinical events. J Am Coll Cardiol. 2011 Nov 8;58(20):2047-67.
*2:Deepak L Bhatt, et al. Cardiovascular Risk Reduction with Icosapent Ethyl for Hypertriglyceridemia. N Engl J Med.2019 Jan 3;380(1):11-22.
*3:Paige E Miller, et al. Long-chain omega-3 fatty acids eicosapentaenoic acid and docosahexaenoic acid and blood pressure: a meta-analysis of randomized controlled trials. Meta-Analysis Am J Hypertens. 2014 Jul;27(7):885-96.
*4:Sylvie S L Leung Yinko, et al. Fish consumption and acute coronary syndrome: a meta-analysis. Am J Med. 2014 Sep;127(9):848-57.e2.

2-02 ナッツ
*1:Gang Liu, et al. Nut Consumption in Relation to Cardiovascular Disease Incidence and Mortality Among Patients With Diabetes Mellitus. Circ Res. 2019 Mar 15;124(6):920-929.
*2:Marta Guasch-Ferré, et al. Nut Consumption and Risk of Cardiovascular Disease. J Am Coll Cardiol. 2017 Nov 14;70(20):2519-32.
*3:Sina Naghshi, et al. Dietary intake and biomarkers of alpha linolenic acid and risk of all cause, cardiovascular, and cancer mortality: systematic review and dose-response meta-analysis of cohort studies. BMJ 2021; Oct 13375.

2-03 ベジファースト
*1:DECODA Study Group, et al. Cardiovascular risk profile assessment in glucose-intolerant Asian individuals--an evaluation of the World Health Organization two-step strategy: the DECODA Study (Diabetes Epidemiology: Collaborative Analysis of Diagnostic Criteria in Asia) Diabet Med. 2002 Jul;19(7):549-57.
*2:Saeko Imai, et al. Effect of eating vegetables before carbohydrates on glucose excursions in patients with type 2 diabetes. J Clin Biochem Nutr. 2014 Jan;54(1):7-11.
*3:金本郁男 他. 低Glycemic Index食の摂取順序の違いが食後血糖プロファイルに及ぼす影響 J-STAGE 糖尿病 2010年53巻2号p.96-101

2-04 コーヒー
*1:Michel Lucas, et al. Coffee, caffeine, and risk of depression among women. Arch Intern Med. 2011 Sep 26;171(17):1571-8.
*2:Robin Poole, et al. Coffee consumption and health: umbrella review of meta-analyses of multiple health outcomes. BMJ. 2017 Nov 21:359:j5024.
*3:José Luis Barranco Quintana, et al. Alzheimer's disease and coffee: a quantitative review. Meta-Analysis Neurol Res. 2007 Jan;29(1):91-5.
*4:Rachel Huxley, et al. Coffee, decaffeinated coffee, and tea consumption in relation to incident type 2 diabetes mellitus: a systematic review with meta-analysis. Review Arch Intern Med. 2009 Dec 14;169(22):2053-63.
*5:Eiko Saito, et al. Association of coffee intake with total and cause-specific mortality in a Japanese population: the Japan Public Health Center-based Prospective Study. Am J Clin Nutr. 2015 May;101(5):1029-37.

2-05 酢
*1:赤野裕文 食酢の減塩効果と血圧への作用について.日本調理科学会誌 Vol.52,No.2,123〜125 (2019)
*2:Amir Hadi, et al. The effect of apple cider vinegar on lipid profiles and glycemic parameters: a systematic review and meta-analysis of randomized clinical trials. BMC Complement Med Ther. 2021 Jun 29;21(1):179.

2-06 ヨーグルト
*1:厚生労働省 日本人の食事摂取基準(2020年版)策定検討会報告書
*2:Bolland MJ, et al. Effect of calcium supplements on risk of myocardial infarction and

cardiovascular events: meta-analysis. BMJ. 2010 Jul 29:341:c3691.
＊3:Anna Chmielewska, et al. Systematic review of randomized controlled trials: probiotics for functional constipation. Review World J Gastroenterol. 2010 Jan 7;16(1):69-75.

2-07 ゆる地中海食
＊1:Giorgio Karam, et al. Comparison of seven popular structured dietary programmes and risk of mortality and major cardiovascular events in patients at increased cardiovascular risk: systematic review and network meta-analysis. Meta-Analysis BMJ. 2023 Mar 29:380:e072003.
＊2: M Guasch-Ferré, et al. The Mediterranean diet and health: a comprehensive overview. J Intern Med. 2021 Sep;290(3):549-566.

2-08 肉
＊1:H Shibata, et al. Nutrition for the Japanese elderly. Nutr Health. 1992;8(2-3):165-75.
＊2:IARC World Cancer Report 2020. Cancer research for cancer prevention.
＊3:厚生労働省 清涼飲料水評価書 硝酸性窒素·亜硝酸性窒素 2012年10月 食品安全委員会

2-09 お酒
＊1:Harriet Rumgay, et al. Global burden of cancer in 2020 attributable to alcohol consumption: a population-based study. Lancet Oncol. 2021 Aug;22(8):1071-1080.
＊2:M J Thun, et al. Alcohol consumption and mortality among middle-aged and elderly U.S. adults. N Engl J Med. 1997 Dec 11;337(24):1705-14.
＊3:厚生労働省 健康日本21 アルコール
＊4:C D Holman, et al. Meta-analysis of alcohol and all-cause mortality: a validation of NHMRC recommendations. Med J Aust. 1996 Feb 5;164(3):141-5.
＊5:M Hara, et al. Effect of smoking on the association between alcohol consumption and cancer mortality among middle-aged Japanese men: JPHC Study Cohort I. IARC Sci Publ.2002:156:165-8. https://pubmed.ncbi.nlm.nih.gov/12484156/

3-01 社会とのつながり
＊1:Julianne Holt-Lunstad, et al. Social Relationships and Mortality Risk: A Meta-analytic Review. PLoS Med. 2010 Jul 27;7(7):e1000316.
＊2:Jisca S Kuiper, et al. Social relationships and risk of dementia: A systematic review and meta-analysis of longitudinal cohort studies. Ageing Res Rev. 2015 Jul:22:39-57.
＊3:Nicole K Valtorta, et al. Loneliness and social isolation as risk factors for coronary heart disease and stroke: systematic review and meta-analysis of longitudinal observational studies. Heart. 2016 Jul 1;102(13):1009-16.

3-02 会話
＊1:Satoru Kanamori, et al. Participation in sports organizations and the prevention of functional disability in older Japanese: the AGES Cohort Study. PLoS One. 2012;7(11):e51061.
＊2:内閣府 令和元年版高齢社会白書(全体版)2健康·福祉 第1章高齢化の状況 第2節高齢期の暮らしの動向
＊3:.Jisca S Kuiper, et al. Social relationships and risk of dementia: A systematic review and meta-analysis of longitudinal cohort studies. Ageing Res Rev. 2015 Jul:22:39-57.

3-03 人のために
＊1:Hiroshi Murayama, et al. Do bonding and bridging social capital affect self-rated health, depressive mood and cognitive decline in older Japanese? A prospective cohort study. Soc Sci Med. 2013 Dec:98:247-52.
＊2:Julianne Holt-Lunstad, et al. Social relationships and mortality risk: a meta-analytic review. PLoS Med. 2010 Jul 27;7(7):e1000316.

3-04 人付き合い
＊1:Ryota Sakurai, et al. Co-existence of social isolation and homebound status increase the risk of all-cause mortality. Comparative Study Int Psychogeriatr. 2019 May;31(5):703-711.

＊2：Kumiko Nonaka, et al. Is unwilling volunteering protective for functional decline? The interactive effects of volunteer willingness and engagement on health in a 3-year longitudinal study of Japanese older adults. Geriatr Gerontol Int. 2019 Jul;19(7):673-678.

3-05 介護
＊1：厚生労働省「健康寿命の令和元年値について」令和3年12月20日

3-06 認知症
＊1：厚生労働省老健局「認知症施策の総合的な推進について」令和元年6月20日 2009 Feb;66(2):216-25.
＊2：Séverine Sabia, et al. Association of sleep duration in middle and old age with incidence of dementia. Nature Communications. 2021 Apr 20;12(1):2289.
＊3：Mao Shibata, et al. Emotional Loneliness Is Associated With a Risk of Dementia in a General Japanese Older Population: The Hisayama Study. J Gerontol B Psychol Sci Soc Sci. 2021 Oct 30;76(9):1756-1766.

3-07 何気ない話
＊1：NPO法人白十字在宅ボランティアの会 暮らしの保健室

4-01 かかりつけ医
＊1：厚生労働省 上手な医療のかかり方.jp
＊2：日本医師会ホームページ

4-03がん検診
＊1：United States Preventive Services Taskforce

4-05 薬を減らす
＊1：日本老年医学会 高齢者の安全な薬物療法ガイドライン2015
＊2：平成28年社会医療診療行為別統計

4-06 降圧剤
＊1：Athanase Benetos, et al. Treatment With Multiple Blood Pressure Medications, Achieved Blood Pressure, and Mortality in Older Nursing Home Residents: The PARTAGE Study. JAMA Intern Med. 2015 Jun;175(6):989-95.

4-07 鎮痛剤
＊1：アセトアミノフェン添付文書

4-08 睡眠薬
＊1：Hiroyuki Tamiya, et al. Hypnotics and the Occurrence of Bone Fractures in Hospitalized Dementia Patients: A Matched Case-Control Study Using a National Inpatient Database. PLoS One. 2015 Jan 10;10(6):e0129366.
＊2：Sophie Billioti de Gage, et al. Benzodiazepine use and risk of Alzheimer's disease: case-control study. BMJ. 2014 Sep 9:349:g5205.
＊3：荒川亮介, 奥村泰之, 池野敬, 金吉晴, 伊藤弘人: ナショナルデータベースを用いた外来診療における抗不安薬･睡眠薬 の処方実態の検討 臨床精神医学 44 (7):1003-10.2015.

4-10 サプリメント
＊1：Avenell A, et al. Vitamin D and vitamin D analogues for preventing fractures in post-menopausal women and older men. Cochrane Database Syst Rev. Cochrane Database Syst Rev. 2014 Apr 14;2014(4):CD000227.
＊2：厚生労働省 妊娠前からはじめる妊産婦のための食生活指針 令和3年改訂
＊3：Doi T, et al. A possible explanation for the contrasting results of REDUCE-IT vs. STRENGTH: cohort study mimicking trial designs. Eur Heart J. 2021 Dec 14;42(47):4807-17.
＊4：国立研究開発法人 医薬基盤･健康･栄養研究所「健康食品」の安全性･有効性情報
＊5：Edgar R Miller 3rd, et al. Meta-analysis: high-dosage vitamin E supplementation may increase all-cause mortality. Ann Intern Med. 2005 Jan 4;142(1):37-46.

舛森《ますもり》 悠《ゆう》（Dr.マンデリン）

北海道函館市の市中病院で働く総合診療科の医師。総合診療科とは、特定の疾患・臓器・年代に限定せず、あらゆる患者に対して各診療科を横断した診療を行うとともに家族関係、仕事、食生活などについても総合的に診る科で、予防医療や心理社会問題、介護、福祉の分野にも精通している。また「YouTube医療大学」「医学生道場チャンネル」やSNSにて精力的に発信活動中。さらに2023年より、地域の人たちと医療者のつながりを深める「はこだて暮らしの保健室」を開設。誰でも気軽に健康相談や何気ない話ができ、ついつい通いたくなるようなワクワクする場づくりに挑戦している。

▸ **YouTube医療大学**
https://www.youtube.com/@YouTubeMedical/

▸ **はこだて暮らしの保健室**
https://linktr.ee/kurahoke

▸ **X（旧Twitter）**
https://twitter.com/Dr_mandheling

総合診療科《そうごうしんりょうか》の僕《ぼく》が患者《かんじゃ》さんから教《おそ》わった70歳《さい》からの老《お》いない生《い》き方《かた》

2024年1月18日　初版発行

著　舛森《ますもり》 悠《ゆう》（Dr.マンデリン）

発行者　山下直久
発行　株式会社KADOKAWA
〒102-8177 東京都千代田区富士見2-13-3
TEL 0570-002-301（ナビダイヤル）
印刷所　TOPPAN株式会社
製本所　TOPPAN株式会社

ISBN 978-4-04-606702-9　C0047